瑜伽体位大全（初级）

禅瑜伽健身72式

林晓海 主编

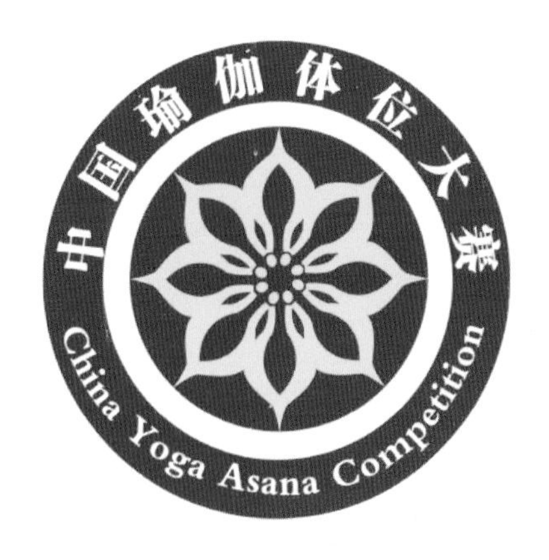

人民体育出版社

编委会

主编简介

林晓海

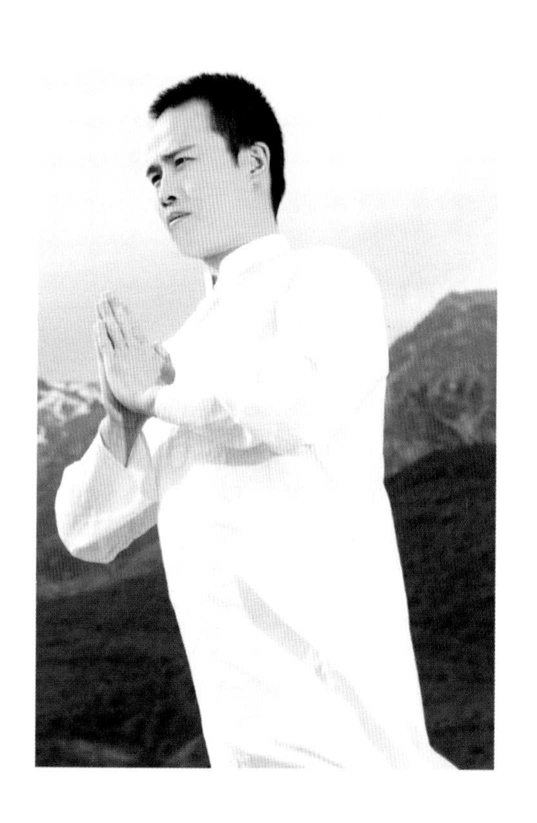

• 中国国际太极 · 瑜伽大会（原名：中国国际瑜伽大会）秘书长

• 中国瑜伽体位大赛总裁判长

• 中国首个自主瑜伽流派《禅瑜伽》体系创始人、著名灵性导师

• 国际瑜伽净食自然疗法创立人

• 中国中医经络轮棒瑜伽创立及推广人

• 中国瑜伽康复理念创立第一人

• 中国第一家在海外建立瑜伽分中心机构负责人

• 印度大菩提瑜伽与佛教学院特聘外籍教授

• 国际级瑜伽导师、中国首位受聘海外——台湾瑜伽大会专家讲师

• 中国印度友好协会新世纪第一届理事会唯一瑜伽领域专家理事

• “12.21 国际太极日”发起人，倡导“世界因瑜伽而连接，因太极而共存”

蝉舟健康教育集团总裁——林晓海先生，经营管理健身俱乐部及瑜伽馆 20 年（截至 2017 年），有着极其丰富的瑜伽行业多领域成功经验。1994 年开始体育运动康复医学的学习与研究。1998 年进入国内顶级涉外健身俱乐部，从事运动健身与多种运动项目私人教练工作，2000 年起担任涉外健身俱乐部经理。2001 年开创中国第一家专业瑜伽馆，是国内首家与印度瑜伽学院合作办学，开展瑜伽师资培训的机构，已经培养优秀毕业学生上万名。如今众多学生都已经成为祖国各地的瑜伽精英，亦有不少学生将其传授的、中国第一个自主瑜伽体系“禅瑜伽”传播到海外。2003 年他最先成功创立瑜伽馆加盟连锁经营，帮助众多人创业成功。2007 年起连续 11 年开办中国国际瑜伽大会，帮助多家瑜伽品牌与个人成为业内翘楚，2016 年大会正式更名为“中国国际太极 · 瑜伽大会”。2008 年在北京怀柔投资创立中国首家高端瑜伽静修中心，在中国引领起建立瑜伽静修中心的热潮。2010 年其独具智慧创立瑜伽净食健康法，现已成为当今瑜伽自然疗法领域爆炸式发展的新项目。2011 年开始在中国推广传播中医经络轮棒瑜伽项目。截至本书出版，其已经出版瑜伽书籍达 50 余部、瑜伽教学光盘 100 余种，代表著作有《王瑜伽》《瑜伽自学百科全书》《瑜伽健康法》等。

前 言

瑜伽在现代中国社会已发展了十几年，然而，由于很多人对瑜伽缺乏了解，尚不敢进入瑜伽领域进行学习、锻炼。这其中有一部分人认为瑜伽是宗教的一种，或认为其含有浓重的宗教色彩而望而却步，有某种宗教信仰的人还会担心信仰冲突。还有很多人认为瑜伽是年轻人，甚至是女性的专属运动，其实这是对瑜伽极大的误解。本书的出版就是帮助大家解开这样的迷惑，为此我们特别提出“禅瑜伽健身72式”的理念，收集、总结、归纳了零基础入门、初级提升、部分中级水平的健身瑜伽体式科学训练指导及瑜伽专业知识。这样可以直观有效地帮助大家了解瑜伽，消除其神秘感，让老百姓更加轻松容易地掌握瑜伽健身养生的好方法。

《禅瑜伽健身72式》源自中国禅瑜伽体系，重视身心的和谐统一，在帮助大众获得身体层面健康的同时，强调呼吸的训练。它可以帮助习练者更加安全有效地掌握好每一个体式，体会身体和心灵是一个有机的整体。书中收集整理了禅瑜伽体系常见有效的72个体式，内容丰富，易于学习，配有视频指导。这72式又分为初级36式、中级24式、高级12式，每个体式都标有难度系数供大家参考。由于每个人的身体条件不同，难度系数是根据大多数人的身体条件、平均习练感受及体式本身对身体训练的难易度进行的综合评价，仅供参考。本书是《瑜伽体位大全》丛书的上册，也是中国瑜伽体位大赛乙组（业余组）比赛指导参考用书。

本书为作者十多年来的教学经验总结，经过多位资深瑜伽老师的讨论编撰而成，希望对广大的瑜伽习练者有所助益。本书适合广大瑜伽爱好者及零基础学员进行学习，亦适合初级瑜伽老师掌握基础瑜伽知识及习练方法。帮助广大爱好者在没有老师指导下，只是通过书籍、视频学习的人员，能够最大限度地减少瑜伽损伤的发生，同时帮助大家循序渐进地提高瑜伽习练水平，为学习中、高级瑜伽打好坚实的基础。

Contents 目录

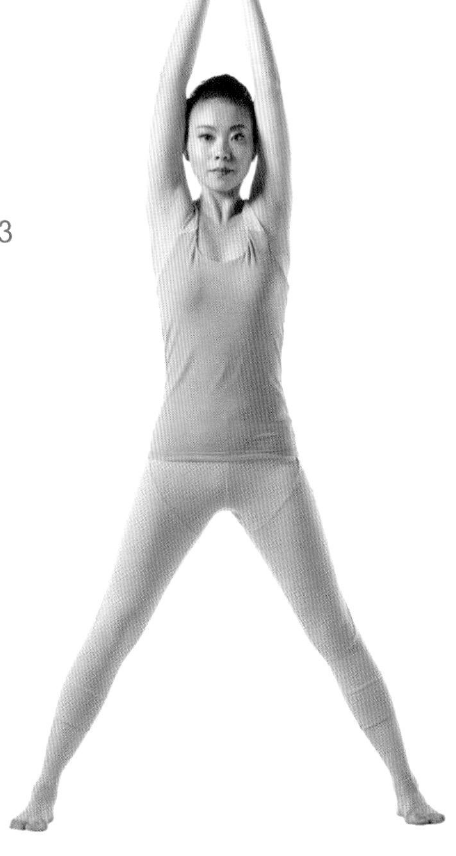

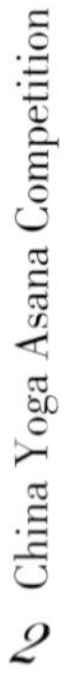

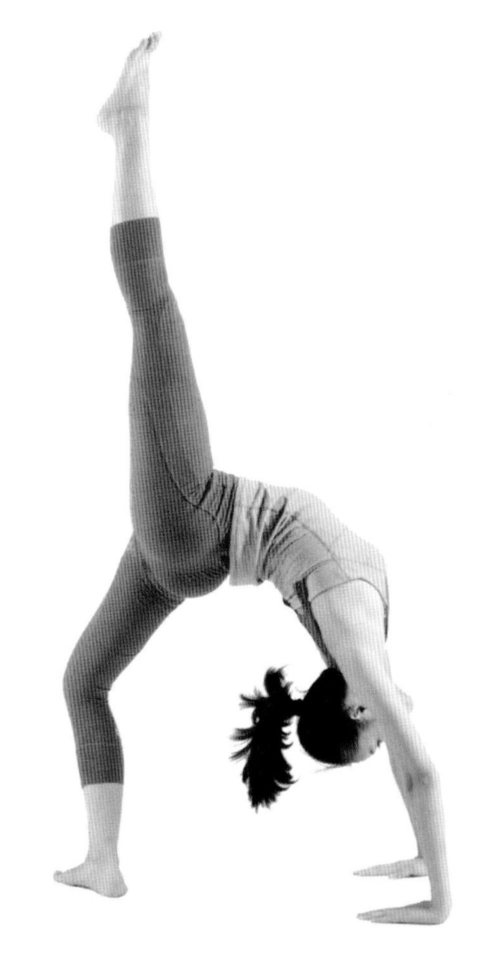

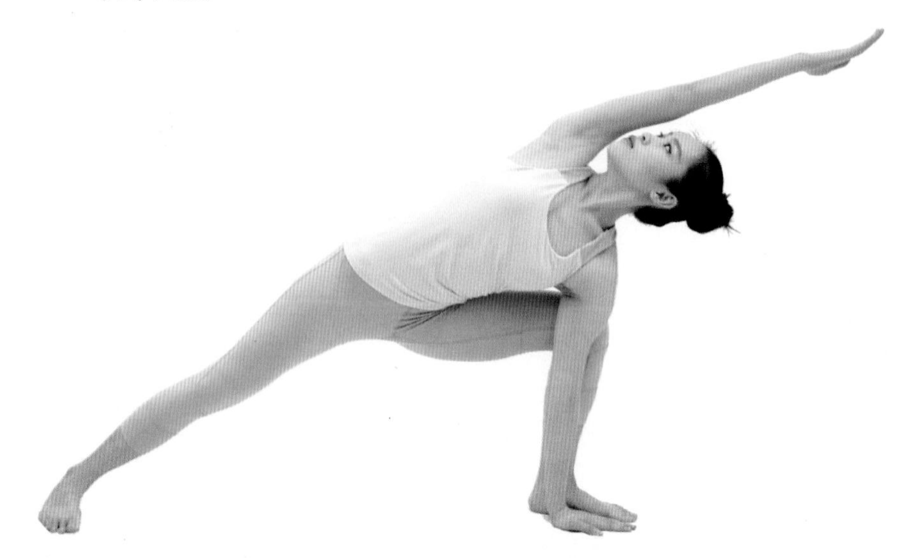

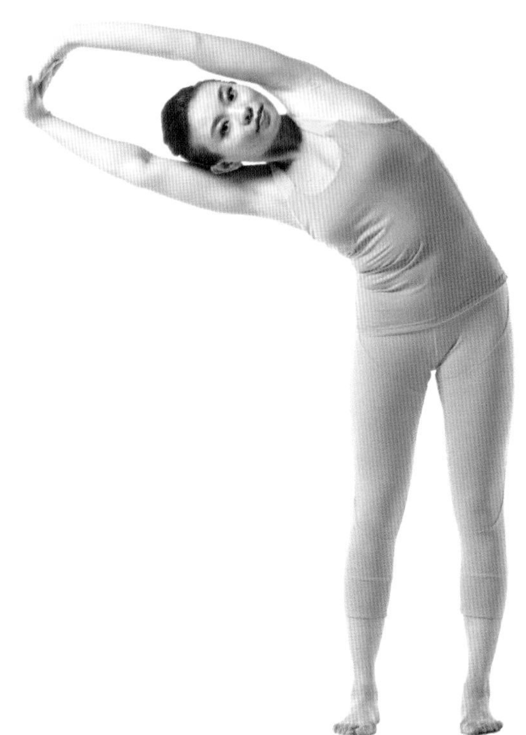

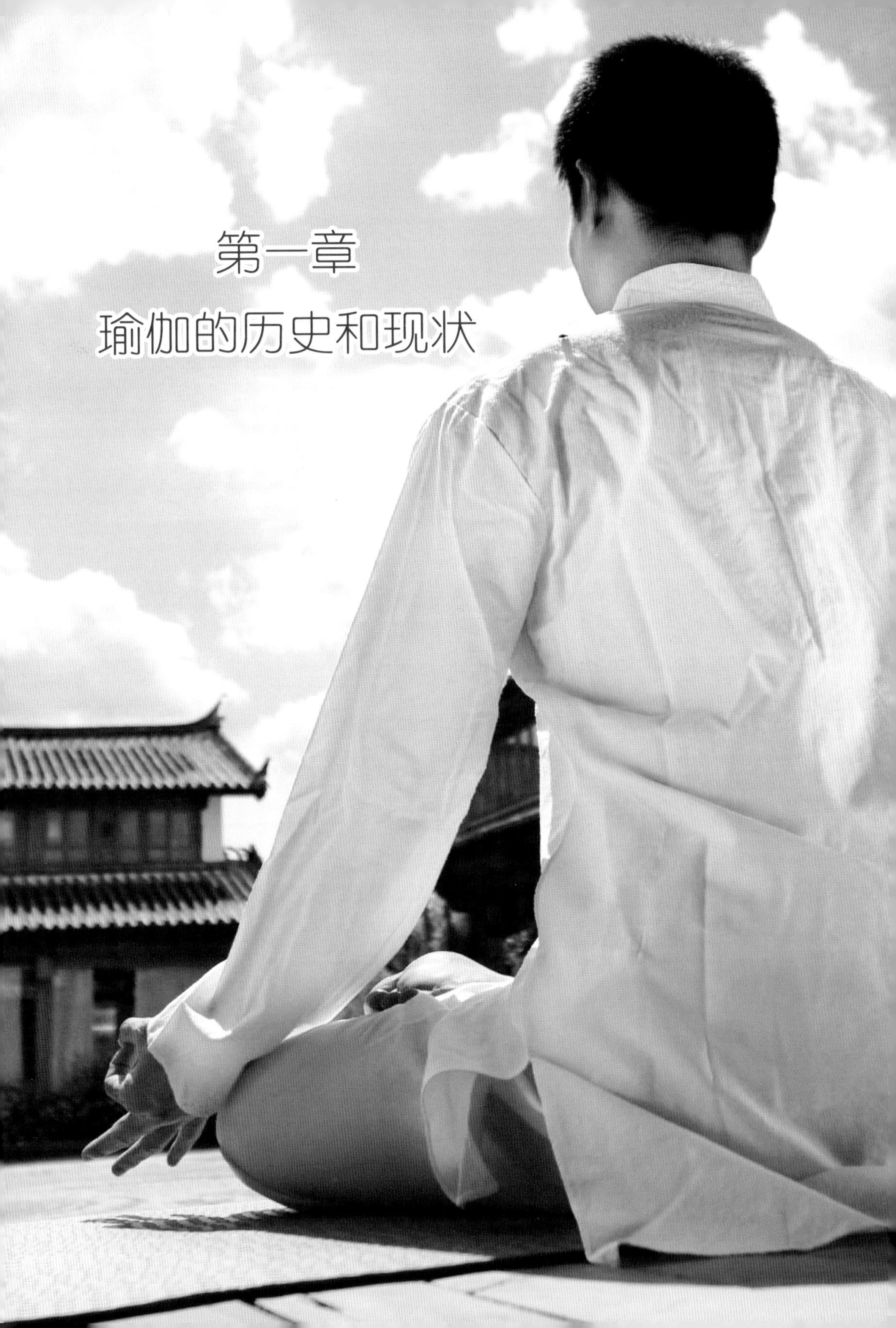

第一章

瑜伽的历史和现状

第一节　什么是瑜伽

瑜伽起源于印度，是古印度六大经典哲学体系之一。瑜伽的历史据说有5000多年，而在印度广为流传的一种说法是：瑜伽一直都存在，而且会永远存在下去。如此富有哲理的话，让人深思：到底什么是瑜伽呢？

瑜伽一词的含义是连接、结合。这是古人在大自然中感悟到的真理。人们发现一切的存在彼此都是有关系的，没有孤立的存在，这也是宇宙存在的法则。随着人类文明的发展、进步，随着生产力的革命，人们由被动地接受自然条件而生活，转而开始了主动地认知自然、征服自然的历程。此时的人们，又将瑜伽形象地比喻为把犁套在牛身上，这一动与一静的连接动静相宜，正是宇宙普遍存在规律的象征，也是对瑜伽最形象、最准确的解释。

古老的瑜伽典籍中说到：瑜伽是自我与原始动因的结合或统一。各种瑜伽体系的终极目的都是帮助人实现这种瑜伽境界。在《瑜伽经》中将此引申为“集中使之升华”“联系使之统一”“相应使之神通”。

现代人将瑜伽理解为是体育、医学、心理、宗教、哲学多个学科的综合。瑜伽一词是梵文YOGA的译音，其字面意思解释是：和谐、统一、相应。瑜伽实际上是要帮助人们达到自我的和谐、人与人之间的和谐、家庭的和谐、社会的和谐、人与自然的和谐。简言之，瑜伽就是为解决人活着为了什么的话题。人活着的目的是什么？人活着就是为了追求幸福。我们每天忙碌地生活，在物质环境下不断获得满足的同时，很快又会失去快乐。当你面对死亡，你会发现自己拥有的一切物质财富都毫无意义了。什么才是真正的幸福？只有可以获得永恒的幸福才会快乐，瑜伽就可以让你获得这样的幸福。

由上所述，我们可以将其概念总结为：瑜伽是探索生命、探寻宇宙本源的一种方法或途径。

第二节　瑜伽的历史发展时期

在五千多年前的印度，一群瑜伽的修行者静静地坐在印度喜马拉雅山麓地带的原始森林中。他们发现与广大无垠的宇宙和大自然相比之下，“我”是多么的微不足道。他们开始审视“自我”的渺小并由此产生痛苦与烦恼，同时思索着痛苦是如何产生的，如何才能消除这些痛苦，使自己获得安宁！在静静的冥想中他们发现，人心是向外的，常受外界的干扰，人心常紊乱不安。当人能把浮躁不安的心和真实的自我联结在一起的时候，就会醒悟到本来该有的自我，会有与宇宙的存在浑然一体的感觉，自我的心才可以获得真正的安宁。

这些瑜伽的修行者在身心修炼时无意间发现各种动物患病时能不经过任何治疗而自然痊愈，因此他们就开始学习模仿各种动物的姿势进行身体上的锻炼，结果取得了意想不到的效果。此后渐渐产生了体位法的锻炼，之后为调整紊乱浮动的气又产生了呼吸的训练。瑜伽习练的内容历经几千年不断得到了丰富，其发展也历经了多个时期，产生了众多的瑜伽派系。

瑜伽在历史上的发展可以分为以下几个时期：

1. 韦达瑜伽时期　韦达瑜伽时期强调对至高无上的宇宙知识和能量的赞美。

2. 前经典瑜伽时期　前经典瑜伽时期，人们主要修习智慧瑜伽及实践瑜伽。

3. 经典瑜伽时期　王瑜伽（又称为：八支分法瑜伽、胜王瑜伽）流行时期，由印度瑜伽大师帕坦伽利总结的瑜伽修习方法，代表著作《瑜伽经》，此书成为现今众多瑜伽派系的理论基础与依据。

4. 后经典瑜伽时期　后经典瑜伽时期是指帕坦伽利之后的若干世纪里，瑜伽的价值观念发生了改变，新一代的瑜伽师创造了使身体充满活力、健康长寿的瑜伽体系。哈他瑜伽就是在这个时期快速发展起来的，有人将其描述为是在王瑜伽第三步——体位训练基础之上发展而来的瑜伽派系。

5. 现代瑜伽发展时期 近百年来，瑜伽在全世界发展迅速，由于商业化的发展，衍生出众多的瑜伽流派，而这些流派中从哈达瑜伽发展出来的最多。

第三节 瑜伽的派系

古老的瑜伽著作《博伽梵歌》中只提到了四大瑜伽体系，这四大体系就是：爱心服务瑜伽、智慧瑜伽、实践瑜伽以及王瑜伽。之后又发展产生了以哈达瑜伽为主的众多现代瑜伽派系。下面我们分别进行简单的介绍。

一、爱心服务瑜伽

即巴克悌瑜伽，核心是“奉献与敬仰”。这被认为是最简单的一种瑜伽练习方法，通过诵唱圣歌，赞美神的仁慈、友爱，从而达到身心灵相结合的瑜伽最高境界。拥有丰富情感、爱、奉献，没有自我特点的人适合练习此瑜伽。

二、智慧瑜伽

通过对真实与不真实的辨别，使身、心、灵相结合，达到瑜伽的最高境界。意识清晰、头脑冷静、爱动脑筋、对感官的对象很敏锐的人适合练习此瑜伽，其过程短、很艰难，练习过程是个飞跃，所以对练习者的要求很高。这一体系的瑜伽会让人明白，人的一生很多时候在追求一些不真实的东西，而不是追求事物的本质，心灵经常被身外之物的变化所干扰。真实的东西是永恒的，无始也无终。这一体系实际上是一个哲学思辨的过程，习练者往往可以达到“当下顿悟”的状态。

三、实践瑜伽

实践瑜伽又称为“业瑜伽”，其核心是“无私的奉献”，通过无私的奉献，

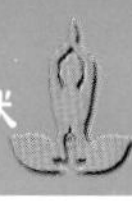

使身心灵相结合。如果我们做事情只是为自己的话，一个欲望得到满足后，新的欲望会不断涌出来，所以很容易被一个接一个的欲望所束缚。而当我们做事情是为了无私地帮助别人，在为别人做事情的情况下，欲望就会停止滋生，我们就能够得到解脱。在做任何工作时，全身心地沉浸在所做的工作中，放下一切杂念和思绪，全心地专注在所做的事情上，这样就能够达到身心灵相结合的状态。许多慈善家或乐于助人的人士实际上就在进行这样的修行，在帮助别人的过程中找到永恒的快乐。

四、王瑜伽

王瑜伽又称八支分法瑜伽、胜王瑜伽，是由印度人帕坦伽利总结了前人各种修行方法之后，进行整理创编的一套瑜伽修行方法。因此，帕坦伽利被誉为王瑜伽之父。王瑜伽与其他瑜伽的不同之处是，它有一套非常清晰、系统的练习方法，由八个步骤组成。有人形象地将其比喻为“人们进入瑜伽世界的一张地图”。所以王瑜伽被称为是目前世界上最伟大、最简单、最有效的瑜伽体系之一。

五、哈他瑜伽

哈达瑜伽又名日月瑜伽或阴阳瑜伽，侧重于清洁、体位、呼吸、收束等方法的练习，由这一体系又发展出众多以体位训练为主的现代瑜伽派系。

六、昆达里尼瑜伽

昆达里尼指的是一种能量，这股能量盘绕成三圈半的形式，好像沉睡的蛇寄居在脊柱最下端尾骶骨的部位。通过练习昆达里尼瑜伽，将生命能量提升，最终打通中脉七轮，提升昆达里尼能量。据说这一方法的训练极为严格，而且存在很大的危险性，所以在印度已经很少有人专门修炼这一派系。

七、阿斯汤伽瑜伽

阿斯汤伽瑜伽又名八支串联瑜伽，是由印度人帕塔比·乔伊斯创立，其体系源于哈达瑜伽的体位训练部分。其将体位动作组合成多个序列套路，这些动作的序列过程又叫作维亚撒。阿斯汤伽瑜伽每一个动作都前后连贯，与呼吸协调一致，整套姿势的先后次序都经过精心设计。动作套路极富挑战性，一般习练者很难完成全部的动作，其对人体的柔韧性、力量性、平衡性、速度的控制都要求很高。

八、流瑜伽

流瑜伽体位动作组合的先后顺序类似阿斯汤伽瑜伽，比阿斯汤伽瑜伽要简单，强调习练者感受体内生命能量的流动，动作有如行云流水一般，运动中注重呼吸的配合，整个练习过程充满活力。流瑜伽强调动作之间的衔接与连贯性，受到人们的喜爱，很多瑜伽师按照这样的思路不断推陈出新，创编出许多的套路，并且以个人的名义来命名。

九、热瑜伽

热瑜伽又称高温瑜伽，是由印度人比克拉姆从哈他瑜伽中提炼出一套体位训练动作，作为瑜伽修习的方法。热瑜伽创立于20世纪70年代，适合大多数人学习，无论是对瑜伽初学者还是经验丰富的瑜伽修习者而言都可以进行练习。热瑜伽是在温度38℃～42℃、湿度在40%～60%的环境温度下，完成规定的26个序列动作。由于是在高温环境下练习，所以身体更加容易伸展，可以更好地完成每个动作。训练中由于会大量出汗，所以要少量多次地进行补水。这一体系的课程适合追求快速排毒养颜、减肥塑体的人士进行练习。

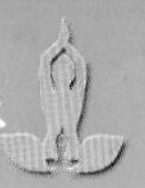

十、辅助瑜伽

辅助瑜伽泛指借助外在器具进行瑜伽习练的流派。强调练习中配合使用辅助用品，如枕、砖、椅、毯、带、绳、球、凳、轮、棒、棍等。借助辅助用品的训练不仅可以帮助高水平习练者完成很多高难的体位动作，而且也适合初学者安全有效地掌握好基础体位动作，增强对身体的感知力。辅助器具的使用最早是在医院的康复训练当中，而通过这些康复器具进行的瑜伽训练最为知名的瑜伽流派是艾扬格瑜伽，它也是哈达瑜伽的一个现代发展分支，是由印度人艾扬格建立。该体系特别关注发展力量、耐力、正确的身体伸展与放松练习，在这个系统中强调精准姿势的训练。除此之外，还有中医经络轮棒瑜伽、气力棒瑜伽、三三棒瑜伽、轮瑜伽、球瑜伽、空中瑜伽等。

十一、阴瑜伽

阴瑜伽是以垫上运动为主的瑜伽体位练习，着重于坐姿的伸展性训练。适合于初学者以及希望增强身体柔韧性的人练习，深受女士及年龄偏长人士的喜爱。

十二、灵量瑜伽

灵量瑜伽体系认为人体就是一个能量体，身体的异常是由于能量紊乱引起的，所以该体系侧重于调理人体的能量系统。当能量恢复正常运转，人的身心就会获得健康。

十三、中国禅瑜伽

禅瑜伽体系由中国著名瑜伽导师林晓海先生创立，秉承印度王瑜伽体系。它将印度古老瑜伽文化与中国传统文化结合相融，形成了具有中国特色的“禅”瑜伽体系，深受广大中国瑜伽爱好者的欢迎。课程追求伸展、平衡、放松的训练效果，帮助习练者感受宁静即是瑜伽的状态，从而最终达到身、心、灵的平静与和谐！

十四、其他

我们接触的诸如健身瑜伽、减肥瑜伽、美容瑜伽、塑体瑜伽、缓压瑜伽、心灵瑜伽等，它们并不是瑜伽的派系，而是根据瑜伽的功效进行的分类。此外，还有按照不同人群进行划分的女子瑜伽、男士瑜伽、儿童瑜伽、老年瑜伽、情侣瑜伽、双人瑜伽、多人瑜伽等。

第四节　中国禅瑜伽八步训练法

《禅瑜伽健身72式》是根据禅瑜伽体系瑜伽体式训练的特点和中国人群习练瑜伽的身体条件，经过十几年的总结研发提炼出的一套健身瑜伽训练法。禅瑜伽体系秉承印度经典王瑜伽，其训练分为以下八个部分：

1. 禁制（行为的宇宙方式、外在控制、持成、持戒）

2. 遵行（行为的自我方式、内在控制、精进）

3. 体位（姿势、调身）

4. 调息（控制呼吸）

5. 制感（控制感官，意识脱离物质、摄心）

6. 执持（专注力、凝神、集中）

7. 冥想（禅、静虑、入定）

8. 三摩地（解脱、三昧）

这八个步骤的头两步是强调思想道德品质、行为的规范约束。因为这是学习

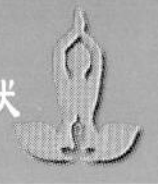

好瑜伽的基础，树立对瑜伽的正确观念是保证习练者永远不会迷失修习方向的关键。这两步基础打好后，可以帮助习练者正确掌握体位习练的方法，从而助其一步步迈向更高的台阶。

一、禁制的五大原则

1. 不杀生

这包括了自然界的一切生灵，有些极端修炼者更强调不能伤及植物的根，因为根可以孕育新的生命。对于现代生活的人类社会来讲，更多的是强调不伤害他人，这里不单是讲极端的暴力伤害人的生命的行为，不杀生的定义也包括了不以自己的思想、言语或行为使他人痛苦或受到伤害。这里提到的不杀生并不是一味的、没有原则的妥协，它同时强调了对于偷盗、放毒、杀人放火、谋财害命等违法行为应给与严厉的打击，这种行为不仅不违反不杀生的戒律，而且是提倡的。瑜伽中的观点认为，当一个人做到不杀生时，所有的生物都不会对他产生敌意。

2. 不偷盗

不偷盗即不要拿不属于自己的东西。除此，我们无论对事还是对人要做到不怀有任何的偷盗之念，哪怕怀有偷盗的想法也是不对的。我们生活在这个物质世界里，每个人都应仅仅是为获取自己所需的东西，不应过度索取或浪费，因为这样的行为也无异于偷盗。只有做到这一点才能发展真正的道德和无私的自我，最后达到天人合一的境界。瑜伽中的观点认为，当一个人不再偷盗时，一切财富就接近他了。这是因为一旦摆脱了偷盗的贪欲，你就不会感到任何的物质匮乏，你和物质富有的人的处境是一样的。此时，你会发现由于阴阳互补、此消彼长的作用，财富反而向你接近了。

3. 不贪婪

不放纵于物质享受。一个人需要的是冷静、和平和满足。只有这样才能保持平衡的状态。这是灵性修持中静坐冥想所需要的。这里的不贪婪还包括不接受馈赠。对于那些充满真挚情感的馈赠礼物相对是无害的，而那些带有特殊目的的馈赠则是相当危险的，容易使人的心丧失独立性，使人盲从，最终堕落丧失自我。瑜伽中的观点认为，当一个人不再贪婪时，他就会认清其生存的过去、现在和未来。

4. 不说谎

不愧于心，做个正直的人，思想与言语必须真实，与事实保持一致，应以慈悲为怀，做到心口如一，这是灵性修持获得成功所必需的品德。但是需要提醒注意的一点是，对于那些真实的言语可能会伤害到他人时，我们应该保持沉默。瑜伽中的观点认为，当一个人不再说谎时，便获得了为自己和他人带来善行福报的能力。

5. 不纵欲

不纵欲就是在语言、思想和行为上保持纯洁。从对性的执著追求中摆脱出来，生活不放纵，不淫乱，从而帮助我们获得心灵的纯洁。对性的执著是获得灵性知识的障碍，只有摆脱对性的追求，才能使我们获得对宇宙本体的执着。性行为、性思想、性幻想都会消耗人们的生命力，当你做到不纵欲，这种生命力就升华为灵性能量。这种能量是精神导师所必需的，凭借这种力量老师才能把他对瑜伽的灵性理解力传递给学生，这种传递就像光和热的传递感觉一样。瑜伽中的观点认为，当一个人不再纵欲时，他便获得了灵性的能量。

二、遵行的五大原则

1. 纯净

这里指身心的洁净。外在身体的洁净非常重要，这一行为不仅是让人获得外在的洁净，同时也暗示清洁了内心深处的不洁。除此，内在脏器的洁净也非常的重要，这里既包括通过瑜伽清洁法使身体内在脏器获得清洁，也包括吃适当的食物使你的心灵获得净化。做到这一点，我们待人接物会变得温和、有礼貌。纯净会使人疏远身体，使人获得心灵洁净，心生欢喜，心注一处，控制情欲，得以见到内在的真我。

2. 满足

知足者长乐，满足是指以积极乐观的心态接受生活中的命运。这样，心灵就可以获得满足与安逸。不满足会干扰心灵，使之不得平静。很多的宗教典籍中讲到人的命运是一出生就注定了，这一观点无从考证，但是对于我们每个具体的人来讲，面对自己的人生不应自暴自弃，也不应得意忘形。保持一颗平常心，以感恩的心看待我们拥有的一切，即使是痛苦的经历也是人生的一种财富，这样我们随时都可以体会到“心满意足”。

3. 苦行

这里的苦行是指不要为了苦行而苦行，凡事应适可而止，它不是一味地自我虐待，而是一种平静而明智的自我控制。苦行包括了尊重导师、坦诚、非暴力等德性方面的身体苦行；也包括定期研读经典、不恶语伤人、说话真诚的言语苦行；还包括了冥想训练、摆脱感官对象奴役的心灵苦行。由于苦行，不净得以清除，身体和感官因此会获得特殊的能力。

4. 研读

研读经典，学习了解灵性生活书籍、哲学文化和社会道德规范等。这对于那些追求瑜伽灵性修习的人尤为重要。通过前人的经验总结或是说圣哲的灵性文化传承，可以帮助你更好地进入瑜伽的身心灵合一状态。善于哲学思辨的人尤其应注重研读经典的训练，这有利于习练者达到当下顿悟的境界。

5. 敬神

这里讲到的神是一个宽泛的概念。在人类社会中常以某些宗教的方式来引领大众。瑜伽不是宗教，但是却常被宗教用来作为一种修行的方法。如两千多年前的佛教，据说佛祖习练了六年的瑜伽，在菩提树下入定修成正果。之后，随着佛教传入中国，瑜伽修炼成为了佛教中重要的一部分。在印度，印度教也采用瑜伽的方式进行修炼。

禅瑜伽体系实际上并不主张一定崇拜某一个具体的神，崇拜神可以理解为也是修炼的一种方法。无论是有神论者还是无神论者都可以习练。在当今的中国，瑜伽以更纯粹的形式展现出来，适合各类人群的习练。

三、体位训练

瑜伽的体位法据说有八万四千种之多，此数量的真实性无从考证。对于普通的练习者来讲，我们能够掌握的体位也就是百十来种左右，而每天练习的体位也就几十种或十几种。瑜伽体位的训练正是以人体的脊柱为中心进行的前后、左右、上下、内外、向左转、向右转十个方向的运动。最终达到将躯体、头、颈保持在一条直线上，下肢盘坐，身体保持固定不动，身心宁静，此时呼吸与心跳是平稳的。体位锻炼的最终目的其实就是可以让你盘成双莲花坐，保持 3 ~ 4 个小时身体不晃动。所以在《瑜伽经》中只提到一个坐姿。要达到稳定的坐姿需要坚持不懈地进行基础瑜伽体位的锻炼。这为进行下一步的训练打下了坚实的基础。

为什么体位如此重要呢？因为，不正确的身体姿势会影响脊柱，扰乱位于脊柱内部的脊髓，生命能量流经脊髓就会受到阻碍，影响神经系统功能的正常。脊柱正常之后就可以使人体中位于中经的昆达里尼生命能量自由地向上流动，为实现瑜伽的最终目标打下身体的基础。体位是习练瑜伽的基础，但是不要将你的目的只停留在体位的追求上。对于练习瑜伽的人来讲，每天练习一些体位是必要的。静坐冥想使人的心灵不断地扩展，达到更高的境界，要做到这一点，肉体的发展需要跟上灵性的发展，否则就会生病或难以适应社会生活。许多人开始接触瑜伽都是从瑜伽的体位训练开始的，但是一定要清楚地知道，体位并不等同于瑜伽，它只占到瑜伽全部大约三分之一的内容。你可以从瑜伽体式习练开始，先培养对瑜伽的兴趣，逐渐地当你从体位的训练中获益，不仅身体健康，而且整个人会变得更加自信，你一定会对更多的内容进行探究，此时，你就开始了真正探索瑜伽的学习。

四、呼吸与调息训练

气息的控制——这个阶段非常重要。人之所以可以很好地生活，就是因为呼吸的存在。我们可以不吃不喝还存活几天，但是一旦没有了呼吸，五分钟大脑就开始死亡，半个小时之后人生还的希望就很渺茫。由此可见呼吸是多么的重要。

瑜伽中有一个说法认为，人一出生呼吸多少次就已经注定了，所以延长每一次呼吸的时间就等于延长了生命。当然这一观点无法从科学的角度论证，但是从人类观察自然的现象中可以发现，呼吸缓慢的动物寿命相对较长。如蛇每分钟呼吸 3 次，寿命可达 700 ~ 1000 年；大象每分钟呼吸 5 次，寿命可达 150 ~ 200 年；狗每分钟呼吸 31 次，寿命为 15 ~ 20 年；人每分钟呼吸 15 ~ 18 次，寿命为 80 ~ 100 年。从中医的养生理论中我们也可以发现，当一个人生病或机能紊乱时就会感受到自己的呼吸，此时呼吸是不均衡、微弱的。在剧烈运动、紧张等因素的作用时你也会感受到呼吸的急促不安。这些呼吸的改变实际上是身体自我调节而表现出的信号，提示我们身体出现异常，应该注意平衡调理了。因此，瑜伽中的观点认为，我们不应等到生病机能紊乱之后才注意身体健康问题，应该在健康时就加强对呼吸的控制训练，这样不仅可以调理身体的失衡状态，而且可以达到延年益寿的效果。

瑜伽呼吸控制训练包含了身体层面和心灵层面。因为气息一端连接着身体，另一端连接着心灵，所以当你能够从容地控制住呼吸时，说明你既获得了身体健康，又开始了心灵的探索。在身体层面上，通过呼吸控制训练可以使人体整个经络系统中的生命之气变得通畅，防止疾病发生，保证了身体的健康。在心灵层面上，呼吸的控制亦指生命能量的控制，被认为是练习瑜伽冥想的前奏和预备阶段。呼吸可将生命能量集中于一点上，心灵将趋于更加平静。精细与和谐的心灵根基于缓慢、深沉而有规律的呼吸。瑜伽师通过控制呼吸可以减少肺脏运动和心脏跳动次数，这样就可以保留和贮存剩余的能量。由此可见，呼吸的控制训练对我们每一个人是多么的重要，它可以使身心得到净化，这是更好地进入接下来各个步骤学习的关键。

五、制感训练

制感就是对感官的控制。我们的感官从出生开始就是在向外寻找，认识这个物质的世界，我们不断地向外认识这个物质的世界，不断想征服这个世界，不断地找寻真正的自己，但是到头来我们会发现自己什么也没有找到。我们不知道自己是谁？我们为什么来到这个世界？活着是为了什么？我们发现生活中的痛苦源自于对物质的无止境追求，人们因欲望得不到满足而深陷其中不能自拔。

瑜伽的训练告诉我们，我们的感官其实不是向外去寻找自我的，我们应该将自己的感官向内回撤，真正的我在我们的内里。经过长时间的制感训练，可以使你的意识脱离物质的束缚，心灵完全控制感官。人体共有五种感觉器官即耳、眼、鼻、舌、皮肤；五种运动器官即手、脚、声带、肛门、生殖器（引自帕坦伽利的《瑜伽经》）。这些器官永远倾向于向外的行为，心灵经由运动器官呈现于物质世界，经由感觉器官感知物质世界。制感的训练就是必须将心灵从运动器官与感觉器官中收撤回来，转而导向灵性的单一理念中去。我们应该将不良的情绪导向转为对至上意识的爱，让心灵回归宇宙的本体。只有这样才能净化感情，使情绪远离物质的束缚。开始时心灵容易受到感官的役使，易受挫折，但是经过不停的努力，定将驯服散乱的心灵，从而获得成功。

六、执持的概述

这一阶段又称心灵的集中，这一步是将心灵专注于外在的目标或内在的一点。这需要足够的耐心与坚忍不拔的毅力。心中存有各种欲望念头很难保持长时间的执持集中。因此，只锻炼执持而不净化心灵在瑜伽的修炼上没有用的。心灵的集中不应有肉体的活动，甚至是思考都应避免。各种不良的情绪都会干扰心灵的集中。同样，在饥饿或过饱的状态下精神也无法集中。心灵的集中应该置于一个愉快的目标上，这个目标可以是一个能量的控制中枢，能量的中枢可以是控制着五种基本元素土、水、火、风、空的任何一种。当心灵集中于某一特定中枢时，自然就会从中得到源源不断的能量。这一中枢就是人体的脉轮。

瑜伽师以心灵集中时间的长短来区别于所处的各个状态。如果心灵不间断地集中在客体上 12 秒，则称之为执持；连续集中 12 秒的 12 倍，即 2 分 24 秒，此时称为冥想或观想；若再增加 11 倍的时间，即达到 28 分 48 秒，可以达到较低层次的三摩地；如继续再增加 11 倍时间，即达到 5 小时 45 分 36 秒，则可达到较高层次的三摩地。

七、冥想的概述

很多人在学习瑜伽一段时间之后都会接触到瑜伽冥想，对于冥想这个话题很多人都非常感兴趣，大体的认识是很神秘，深不可测。为什么会给大家这种感觉呢？这是因为很多书都没有涉及这个话题，而涉及这一话题的书籍又常常讲冥想是非言语所能描述的。而“冥”字给大家的感觉，尤其是于中国人就更显神秘了。

其实冥想说起来既简单又复杂。简而言之，冥想是指身、心、灵合一以后所进入的状态。我们该如何更好地解释冥想呢？冥想的状态就像我们吃“苹果”。如果大家都没有吃过苹果，而只有我一个人吃过，那么不论我怎么形容这个苹果，相信不同的人会有不同的理解。但是，如果每个人都拥有一个苹果，都尝过，相信我不用说任何话，每一个人都知道什么是“苹果”了。冥想的状态与对苹果的认识道理是一样的。

冥想是帮助修习者将心灵提升到永恒喜悦及和平的最高领域，是将身、心、灵真正地融为一体。冥想是单一正念之流不断地持续。冥想的修习方法分为有为冥想和无为冥想两种。有为冥想是观有形的目标，比如神像等。无为冥想是观想清静圆明的自性。

八、三摩地概述

三摩地状态又称无限的喜悦。经由心灵的集中和冥想，很自然就会达到三摩地的境界。这也是所有瑜伽所追寻的目标。在此状态下个体意识与宇宙的意识合而为一，低层次的小我扩大为宇宙的大我。我们会感觉到万物都是一个整体，心灵意识融入潜意识，与至上意识合而为一。我们所达到的是无痛苦的喜悦——此非言语所能描述。三摩地可分为两种：一是有余依三摩地，一种是无余依三摩地。有余依三摩地使修持者见证到心灵的各种不同的境界不断地显现和消除，并且能够感知到外界的事物，但是与他毫不相关。在这种境界中，瑜伽修持者看世俗的事物尤如一个陌路人，他超然地注视他自己或他人的身体和心理状态及其变化过程，好像这些全不属于他，他保持着完全的不执着，安住在他的了悟里，有别于他们。无余依三摩

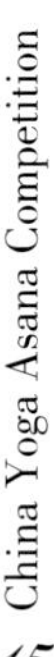

地是修持者不再执着，并且本自存在，本自明白，一切安详和平，不动摇地安住在只有自我存在的状态。在这个状态中，思想和所想的事物都不存在，只有自我的存在。这也是前一个状态的极点。无余依三摩地是最高的状态。此时是非笔墨所能尽言。人类的生命受到无数的束缚，能够将束缚逐一加以抛弃的人，终有一天必会达到自省的国度，达到三摩地，得到永恒的自由，这也就是瑜伽的最高境界。

第五节　瑜伽习练的注意事项

（1）瑜伽练习最佳环境是在大自然当中。

（2）室内练习要在一个干燥、通风良好的房间里进行。

（3）练习场地不宜太硬或太软，应该平整，没有凹凸，木地板地面比较好。

（4）应在地面上配用专业瑜伽垫进行练习。以膝盖跪上去不痛为宜，减少身体受伤的几率。

（5）练习服装应选择舒适、吸汗、透气性好、便于进行翻转动作练习的衣服。

（6）避免穿戴紧绷、约束的饰物，如腰带、皮带、手表、项链、耳环等。

（7）最佳练习时间是在早上，应该在早上排便之后再进行瑜伽体位的锻炼，空腹进行最佳。

（8）瑜伽练习之前应保持 3 ~ 4 小时空腹，如不能达到至少要两小时，练习之后不要马上进食。

（9）练习前不宜大量饮水，以免胃部负担过重。

（10）热水浴前后 30 分钟不宜做瑜伽。此时血液循环加快，易增加心脏的负担。

（11）要认真完成热身运动，帮助最大限度地避免损伤的发生。

（12）瑜伽体位动作练习要缓慢，注意呼吸与动作的配合，保持温和的呼吸可提高练习的效果。

（13）瑜伽体位练习时，没有特殊说明都用鼻子进行呼吸。

（14）练习时注意力集中于身体上，不要与他人比较，做到自己的最大限度就可以。

（15）如果伸展时感到疼痛难以忍受，要马上停止并放松休息。

（16）不要匆忙完成很多动作，意识集中在锻炼的部位保持一段时间，锻炼的效果更好。

（17）练习时要注意动作的禁忌以及注意事项。

（18）身体患有某些疾病的人应该先遵照医生的建议或提前征询专业瑜伽教练的建议。

（19）最好做到每天坚持练习，或达到每周练习 3 ～ 4 次，最少应不低于每周 2 次。

（20）在刚刚进行完长时间的太阳浴后不要做体位练习，因为身体的温度会过高。

（21）开始的时候有些体式你可能做得不是很好，但是有规律地练习总有一天可以达到完美，要有耐心和决心，还要充满热情认真地进行练习。

（22）不要总是变换不同的体式进行习练，每天坚持练习同样系列的体位姿势会更有收益。

（23）当你越是能稳定地进行体位姿势的练习，那么你就会变得越来越专注，精神集中于一点。

（24）每天都在同一时间、同一场所、同一个地方进行练习，甚至穿同样的衣服练习为佳。

（25）体位练习中，动作开始与结束的过程同样重要，要注意将你的感官回撤，意识集中。

（26）体位动作保持时，意识开始是关注身体被锻炼到的各个部位，之后就是呼吸与被拉伸的感觉，再后来只有关注气息，最终是忘记了呼吸，也忘记了身体状态。

（27）体位练习是一个循序渐进的过程，其进步呈波浪式发展，有时会出现退步的反复现象，这些是正常的。有时还会出现一个平台期，此时一定要坚持练习，一段时间之后你将会有更大的进步。

（28）瑜伽提倡素食，即食用悦性食物。这是瑜伽习练获得进步的捷径之一。

（29）不是因为身体柔软才练习瑜伽，而是因为练习瑜伽以后身体变得柔软了。

（30）禅瑜伽训练强调伸展、平衡、放松、宁静。

第六节　瑜伽呼吸法、悬吸法、收束法

一、呼吸法

（一）呼吸练习的注意事项

（1）基本上都用鼻子呼吸，特殊的调息法会用嘴呼吸。

（2）练习过程中，要保持鼻孔清洁。

（3）最好是在清晨，此时的身体清新、大脑平静。日落后练习调息也是一个不错的选择。

（4）有镇定大脑效果的调息在睡前练习更好。

（5）坚持每天并在同一时段进行练习。每次单独练习的时间最少半个小时

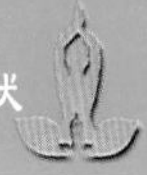

为佳。

（6）练习地点应选择安静、干净、通风良好、愉悦的房间内。

（7）通常情况下，除非是晨曦，不然避免在阳光直接照射下练习。

（8）不要在冷的环境中练习，如冷风或空调过凉的房间。

（9）练习时最好采用坐姿，最佳的坐姿是双莲花坐。

（10）最好是在空腹状态下或饭后 3 ~ 4 小时后练习。

（11）应该在体位之后和冥想之前做调息的练习。

（12）正式开始前应先进行大小便。

（13）服装应宽松、舒适，如果身体感觉冷，可以盖上毛毯。

（14）可以在练习前沐浴，练习后至少半小时后再沐浴，让体温回到正常状态下。

（15）建议食用营养均衡，含有丰富蛋白质、维生素、矿物质、碳水化合物的悦性食物。

（16）调息过程中不要太过用力、紧张，不要急于求成，要循序渐进。

（17）在练习调息阶段不要抽烟、饮酒。

（18）有眼耳疾病、心脏病、高血压患者不应练习悬息。

（19）初次练习调息者，可能会出现一些状况，这是由于体内在进行净化和排毒。这些症状一般是暂时的，如果在练习时持续发生，请教专业人士。

（20）不要用毛巾擦汗，要用手擦。

（21）不要在出汗的时候把身体曝露在有冷空气流动的地方。

（22）一般情况下，吸气和呼气都要很慢。

（23）你不必刻意地延长呼气的过程，如果你延长呼吐的时间影响到下一次吸气，你会做得很匆忙从而打破了原有的节奏，那么这个呼吸的节奏就不适合你。

（24）最基础的呼吸就是腹式呼吸，应该长期加以练习。这是正确掌握调息法的基础训练。要记住每种调息法的禁忌，避免意外事件的发生。

（二）五大呼吸法

我们常常对呼吸与调息的概念不是很清晰，甚至是混为一谈，其实两者有着很大的区别。呼吸是基础，它是为我们更好地进行调息所进行的准备，也可以说是调息的一部分，它更多的是用来加强我们身体对吸入气体的利用与控制。调息除了具有以上功能外，另一重要功能是用来调整人体内经络中生命之气的运行与平衡流通，起到平和、净化身心的作用。要练习掌握好瑜伽特有的调息法，首先要从瑜伽的呼吸练习开始，一步一步，循序渐进，而在所有呼吸法中最为重要的就是腹式呼吸法。除此之外还有胸式呼吸法、肩式呼吸法以及将三者结合在一起的瑜伽式呼吸法。以下分别介绍各种呼吸方法的练习要领。

1. 自然呼吸

这是一种非常简单的呼吸方式，自然呼吸非常轻松舒适，可以在任何时间练习。意识完全放在呼吸上，使其逐渐放缓形成一个非常放松的、舒适的节奏。有些书籍将自然呼吸认为是瑜伽式呼吸或者是完全式呼吸，其实这之间是有所不同的。在练习自然呼吸法时关键就是要顺其自然，不用刻意引导呼吸以及身体的变化。

练习方法

步骤一 坐姿（图 1–6–1）或仰卧（图 1–6–2），闭上双眼，放松全身。然后意识观察呼吸一段时间，完全把意识放在呼吸的节奏上。观察空气随着呼吸从鼻孔一出一进，不要强加任何外力，呼吸完全在自然状态下产生。感觉吸气时新鲜的空气进入鼻孔，呼气时温暖的空气从鼻孔排出。

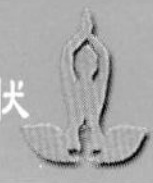

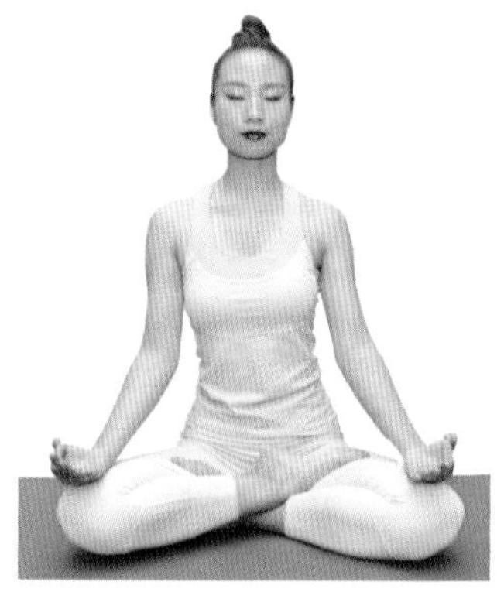

图 1–6–1

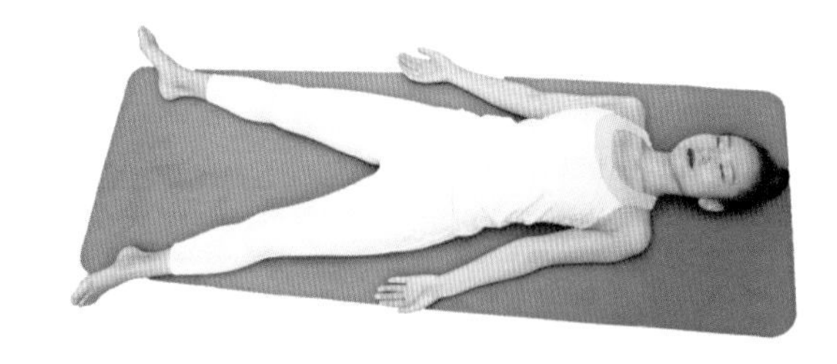

图 1–6–2

步骤二　分步完成自然呼吸的练习。

（1）观察在呼吸时，空气由喉咙上端一出一进。

（2）意识放在喉咙处，感觉呼吸时空气通过喉咙。

（3）意识放在胸部，感觉呼吸时空气进出于气管和支气管。

（4）感觉呼吸时空气进出于肺部，感受肺部的扩张和收缩。

（5）意识放在胸骨，观察胸骨随着呼吸扩张和收缩。

（6）意识放在腹部，观察腹部在吸气时隆起、呼气时落下。

（7）最后，把意识放在从鼻孔到腹部的整个呼吸过程上。

（8）结束时收回意识，慢慢睁开双眼，完成自然呼吸的练习。

2. 腹式呼吸

腹式呼吸是瑜伽中最重要也是最基础的一种呼吸方法。它是我们学习其他呼吸或调息的基础。腹式呼吸是通过加大横膈膜的活动、减少胸腔的运动来完成练习的，在呼吸的过程当中要求胸腔保持不动，只是感觉腹部随着一呼一吸的起伏，当然很多初学者在开始阶段很难体会到腹部的起伏，没有关系，只要坚持练习，意识放在腹部，感受腹部好像在一起一落，通过一段时间的练习就可以顺利掌握。腹式呼吸可以有效去除腹部多余的脂肪，是爱美女性的首选练习。

练习方法

（1）取仰卧或舒适的坐姿，闭上双眼，放松全身。

（2）观察自然呼吸一段时间。

（3）开始时可以将左手放在腹部肚脐，右手放在胸部，感受腹部的起伏以及胸腔保持不动（图1–6–3）。

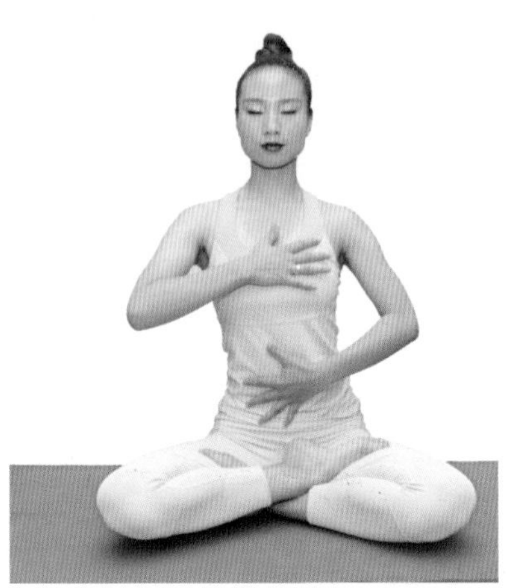

图 1–6–3

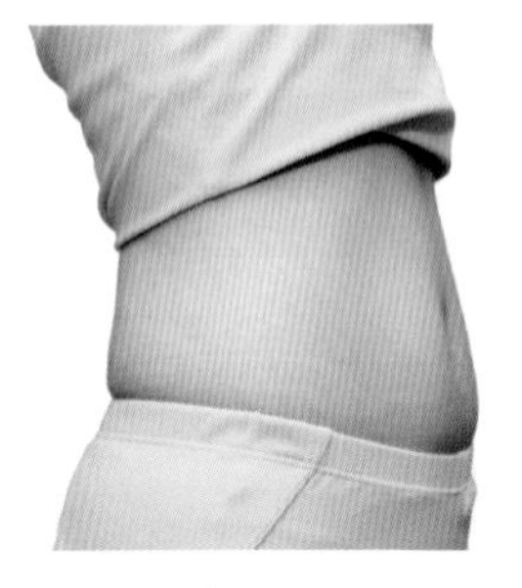

图 1–6–4

（4）吸气时，最大限度地向外扩张腹部，胸部保持不动（图1–6–4）。

（5）呼气时，最大限度地向内收缩腹部，胸部保持不动（图1–6–5）。

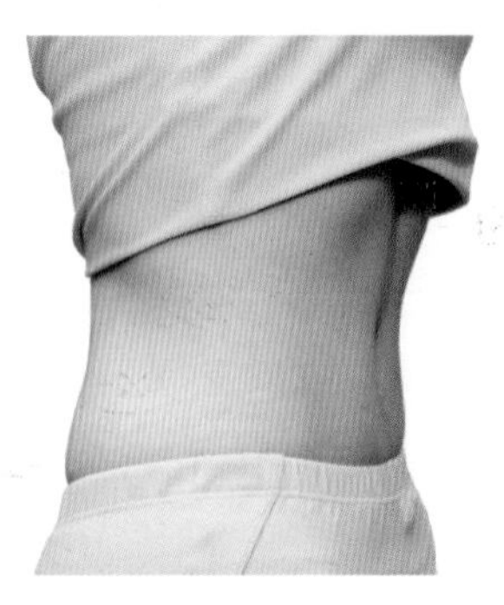

图 1–6–5

（6）循环往复，保持每一次呼吸的节奏一致。细心体会腹部的一起一落。

（7）经过一段时间的练习之后，就可以将手拿开，只是用意识关注呼吸过程即可。

3. 胸式呼吸

胸式呼吸通过扩张和收缩胸腔来利用肺中间的部位来完成呼吸，呼吸同等量的空气时，胸式呼吸要比腹式呼吸需要更多的力气。在运动时或处于紧张的状态下使用胸式呼吸较多。但是很多人在紧张过后，还是继续使用这种呼吸方法，易使紧张感继续。练习过程中主要是胸腔区域的扩张与收缩，腹部要保持相对放松。

练习方法

（1）取仰卧或舒适的坐姿，闭上眼睛，放松全身。

（2）观察自然呼吸一段时间。

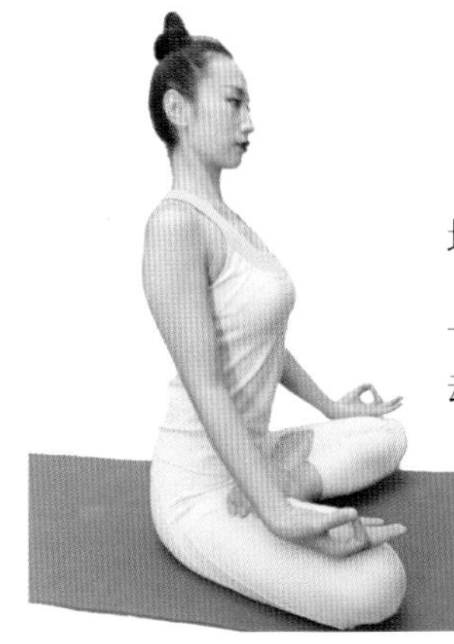

图 1-6-6

（3）吸气时，慢慢地、最大限度地向外、向上扩张胸部，腹部尽量不动（图 1-6-6）。

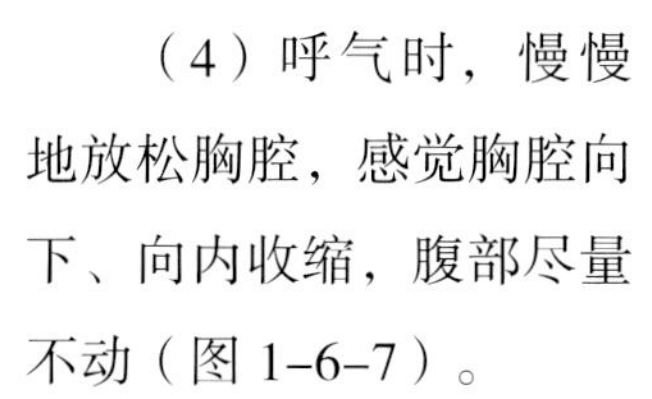

（4）呼气时，慢慢地放松胸腔，感觉胸腔向下、向内收缩，腹部尽量不动（图 1-6-7）。

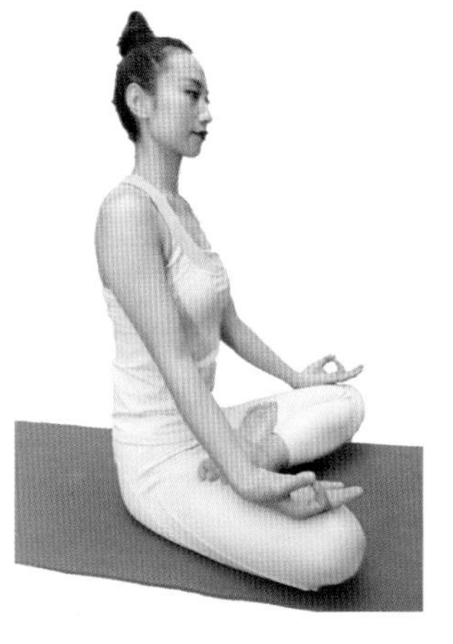

图 1-6-7

4. 肩式呼吸

在很多书中没有提及到肩式呼吸（也称锁骨式呼吸），究其原因，有些是将其归入为胸式呼吸的一部分，有些则是对此呼吸法掌握不好，不甚了解。其实肩式呼吸可以理解为是胸腔扩张时的最后一步，是胸式呼吸的延续。有些说法中将腹式呼吸称为肺下叶呼吸、胸式呼吸称为肺中叶呼吸，而将肩式呼吸称为肺上叶呼吸。由此可见，肩式呼吸主要是肺上部的部分来参与进行的。

练习方法

（1）取仰卧或舒适的坐姿，闭上眼睛，放松全身。

（2）保持胸腹部不动。

（3）肩胛骨、锁骨微微上耸，同时略微用力吸气，体会肩部吸入一小部分气体（图1–6–8）。

（4）之后，放松肩胛骨和锁骨，慢慢呼气，将肩部吸入的气体排出。

（5）循环往复，保持均匀的呼吸节奏。

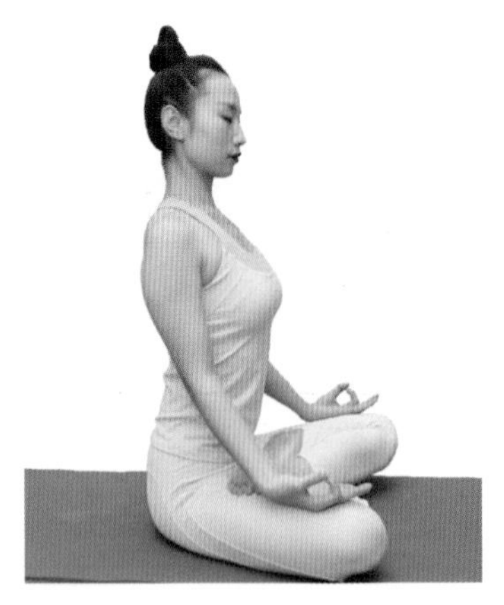

图1–6–8

5. 瑜伽式呼吸

瑜伽式呼吸也称完全式呼吸法，它结合了腹式呼吸、胸式呼吸、肩式呼吸，三者合一，使呼吸效果达到最好。当你长期坚持练习之后你就会发现在日常的瑜伽练习与生活当中也会采用此方式进行呼吸，习以为常。整个的呼吸应该是顺畅而轻柔，每一个阶段不可分开来做，一气呵成，好像波浪轻轻起伏从下向上，之后再从上而下。

瑜伽完全式呼吸法是大多数调息法练习中的必要条件。此练习可以在任何时候做，尤其是处于紧张或生气时，可以很好地使情绪安静下来。在每天的瑜伽练

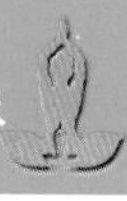

习中加入此呼吸方法，每日在做其他调息法或瑜伽冥想之前，可以先做几分钟这种呼吸法的练习。

练习方法

（1）取一舒适坐姿或仰卧，闭上眼睛，放松全身。

（2）缓慢深长地吸气，先保持胸腔不动，使腹部慢慢向外完全扩张（图 1–6–9）。

（3）呼吸要非常慢，听不到呼吸的声音。感觉空气进入到肺部底端，腹部充满气体。

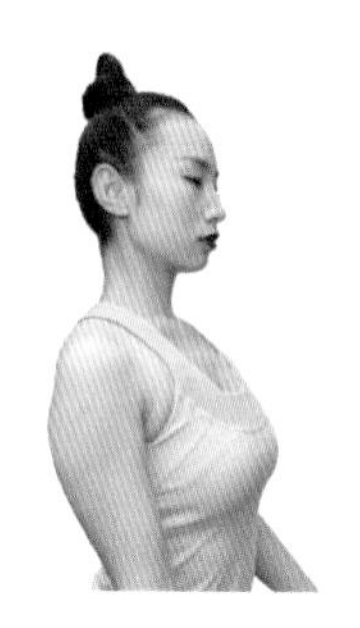

图 1–6–9

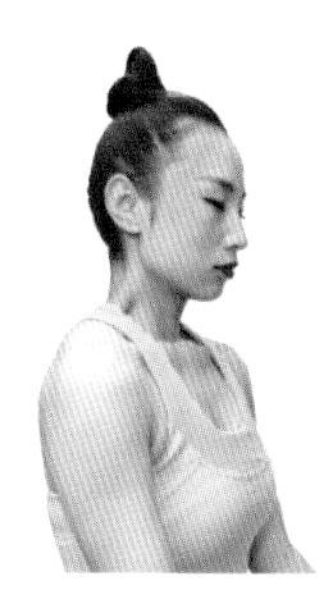

图 1–6–10

（4）腹部扩张完成后，继续吸气，不要停顿，感觉胸腔向上向外扩张，此时腹部会略微自然向内收缩（图 1–6–10）。

（5）胸腔扩张完成后，锁骨和肩胛骨微微上耸，把空气吸满肺部的最上端（图 1–6–11）。

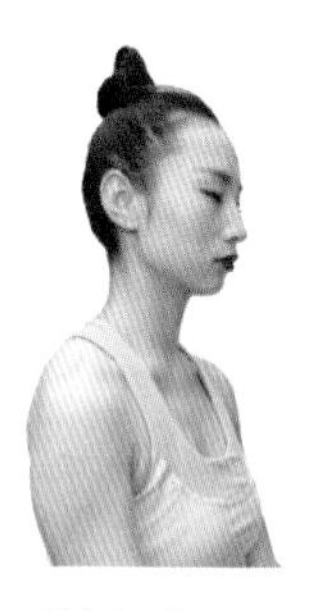

图 1–6–11

（6）此时身体的其他部位是放松的。

（7）呼气时，最先放松肩膀、锁骨，之后是胸腔、腹腔，使体内的废气排出。

（8）整个呼气过程应该非常和谐、流畅。这是完整的一遍瑜伽完全式呼吸。

（9）初学者，每天练习 5 ~ 10 分钟，逐渐延长练习的时间到 30 分钟甚至更长。

（三）呼吸练习的功效

瑜伽呼吸可以纠正不良的呼吸习惯；使体内最大限度地吸入气体，有效提高肺脏的摄氧量；促进全身的血液循环，有利于血液的净化；强壮肺脏功能；增强人体免疫力；有益于内脏器官；增强活力；调节人体神经系统、内分泌系统；改善睡眠，缓解压力，消除紧张；可以使心灵变得洁净、平静；此外还具有美容养颜、减肥塑体的功效。

二、悬息法

（一）内悬息与外悬息

在这里将瑜伽中悬息法的概念单独提出来，主要是考虑到在练习呼吸与调息的过程中都会应用到悬息练习。而且对于气息的控制来讲，加入悬息也就进入了更高一个阶段的练习。我们在开始练习时应先从呼吸法中逐步加入，之后在调息练习的高级阶段再采用此法练习。

悬息分为内悬息和外悬息两种。开始练习应首先进行内悬息，等到可以完全掌握之后再进行外悬息的练习。对于心脏病、高血压患者则禁止进行悬息的练习。

内悬吸：将体内吸满气体，蓄气不呼，称为内悬息。

外悬息：将体内的气体全部排出，屏而不吸，称为外悬息。

（二）呼吸的比例

瑜伽呼吸的练习可以配合瑜伽的悬吸来练习，同时结合瑜伽的呼吸比例来进行。呼吸的比例最终应为：吸气：内悬息：呼气：外悬息 =1：4：2：2。开始时很难达到。可以先从吸气与呼气时间比例为 1：1 开始，逐步过渡到 1：2。之后加入内悬息。吸气：内悬息：呼气的比例由 1：1：2 到 1：2：2 到 1：3：2，最后 1：4：2。最后再加入外悬息进行练习。

因每个人条件不同，呼吸的时间可以根据自己的条件来决定，可长可短，只要是在自然的状态下来完成即可。如果有胸闷、气短、精神紧张或呼吸的节奏被打乱等现象，都说明呼吸的比例节奏不合适，需要重新加以调整。

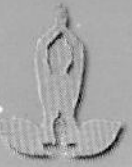

三、收束法

（一）收束法的概念及分类

收束法是瑜伽中特有的练习方法之一，顾名思义其含有收缩、束缚的意思。传统瑜伽练习中，收束法被广泛地应用到体位、调息和契合法练习中。

收束法的目的是封锁住身体向外部的开口，控制人体内的生命之气普拉纳（PRANA）不向外流失，积聚于体内，形成某些类型的压力或力量，从而借助这一力量达到某些目的。最终的目的是将生命之气导向到中脉，用以唤醒昆达里尼能量。

瑜伽收束法包括收颌收束法、会阴收束法、收腹收束法、大收束法四种类型。

（二）四种收束法的练习方法

1. 收颌收束法（Jalandhara Bandha）

练习方法

（1）选择一个冥想的姿势，莲花坐或至善坐为佳。保持头、颈、背挺直，双膝贴地板。

（2）双手掌心向下扣在双膝上，闭上双眼，放松全身（图 1–6–12）。

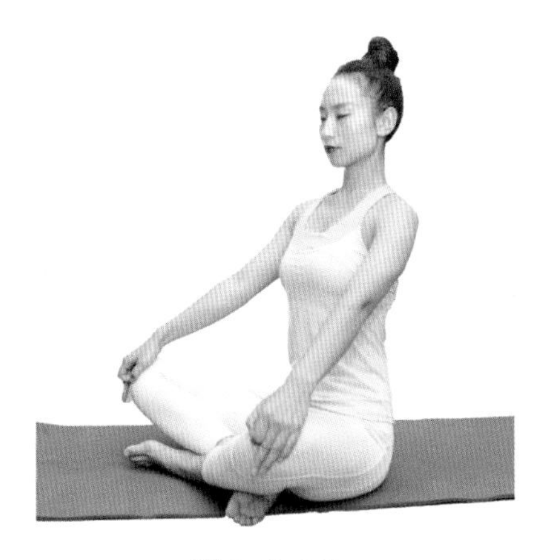
图 1–6–12

（3）缓慢深长地吸气，屏气体内，做内悬息（也可呼气之后做外悬息）。

（4）低头向前向下，下巴紧紧地抵在胸骨上。

（5）伸直手臂，同时微向上、向前耸双肩，使手臂保持相同（图 1–6–13）。

（6）手掌仍放膝上，此为最后体位，尽量长时保持，保持一段舒适的时间。

（7）之后，放松肩膀，放松手臂，慢慢抬起头回正（抬头前不可呼吸）。

（8）之后呼气，当呼吸恢复正常时，再重复练习。

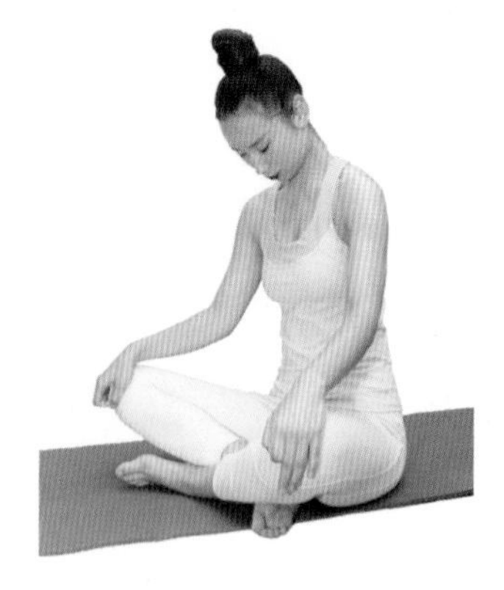

图 1–6–13

练习顺序

最好是结合调息或契合法一起练习。如果单独练，要在体位、调息之后，冥想之前练习。

呼吸要求

内悬息、外悬息时均可做此练习。

持续时间

练习者在其能力范围内屏息，逐渐延长屏息时间。

意念控制

将意念放在喉咙上。

不宜人群

颈椎病、眩晕、高血压、高颅内压、心脏病患者不适宜练习或听从医嘱。

注意事项

在练习中如果感觉不适，要立即停止练习，休息一下，当不适感消失后再继续练习。

作用功效

（1）全身心放松，降低心率。

（2）放松大脑，缓解压力，消除紧张、焦虑、愤怒的情绪，加强专注力。

（3）平衡甲状腺功能，甲状腺、甲状旁腺受到按摩，功能得以改善，调节新陈代谢。

（4）冥想练习前的最佳技法之一。

（5）此收束法象征瑜伽的终极目标，用限制心神活动找到体验创造力之源。

替换做法：立式收颔法

站立两脚分开与肩同宽或略宽于肩，手臂伸直，双手拇指向内、其余四指向外放于两膝上大腿的部位。吸气做内悬息，呼气做外悬息，按照坐式的方法练习收颔收束。其作用功效与注意事项同坐式收颔收束法（图 1-6-14）。

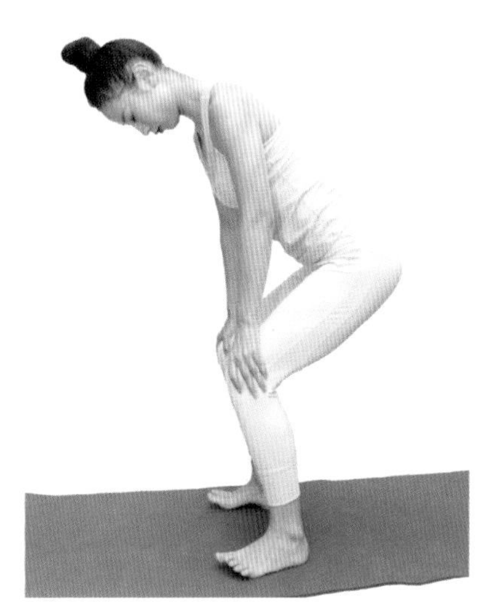

图 1-6-14

2. 会阴收束法

练习方法

（1）选择一个冥想的姿势，至善坐为佳，此坐法使会阴处有一定的挤压感。

（2）保持头、颈、背挺直，双膝贴地板。

（3）闭上双眼，放松全身。

第一阶段：先观察呼吸一段时间后，把意念放在会阴处，收缩骨盆下部肌肉使会阴处的肌肉同时得到收缩，之后放松此处肌肉。连续地练习收缩、放松会阴肌肉，尽量使其保持均匀的节奏。

第二阶段：慢慢地收缩会阴处的肌肉并保持一段时间，此时是自然呼吸，不要屏息。意念完全放在收缩的感觉上。之后，慢慢地放松会阴处的肌肉（随着练习的增加，会阴处的肌肉会逐渐地从骨盆下部肌肉群中分离出来）。每次练习10遍。

第三阶段：同第二阶段，只是在吸气后加入内悬息，做会阴收束，同时做收颔收束。屏息时间以舒适为度。需要呼气时，打开会阴收束、抬起头打开收颔收束，呼气。

练习顺序

体位、调息术后，冥想前练习。

呼吸要求

内悬息、外悬息时均可做此练习。

意念控制

意念放在会阴处。

注意事项

因为此练习可以使身体的能量快速增加，如果练习方法不对，身体可能会出现过于活跃等情况，所以要在有经验的瑜伽师的指导下进行练习。

作用功效

（1）对身、心、灵都有益。

（2）刺激盆腔神经，强壮性器官、排泄器官。

（3）肛门括约肌加强，缓解便秘和痔疮等症。

（4）对肛裂、溃疡、前列腺炎、慢性骨盆感染等疾病有益。

（5）对治疗心理疾病的效果也很显著，减轻心理抑郁。

（6）使脐下生命能量向上流动，从而产生活力。

（7）可以获得对性的控制，减轻多种与性功能相关的疾病问题。

（8）唤醒昆达里尼能量。

（9）用于建立创造性活力和把性能量升华到高级中枢。

注释说明

会阴肌肉，对于男性来说，位于肛门和睾丸之间；对女性来讲，位于阴道尾端。

3. 收腹收束法

练习方法

站姿：

（1）双腿分开站立，用鼻子深吸气，之后向前弯腰，双膝略微弯曲，双手撑在双膝上（图 1–6–15）。

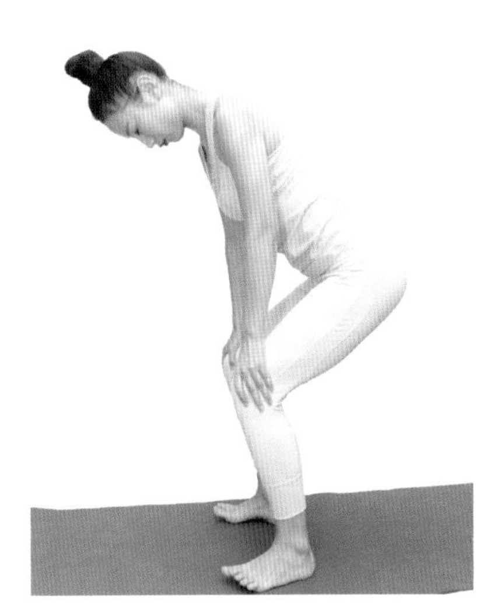

图 1–6–15

（2）呼气之后，腹部尽量向内收缩，手臂保持伸直，头略微下垂，背部尽量伸展开。

（3）之后，做一个假吸气，即关住气门，胸部向外扩张，好像是吸气，但是空气没有进入肺部，腿微微伸直，这样做会使腹部自动地向内、向上收，完成收腹收束（图 1–6–16）。

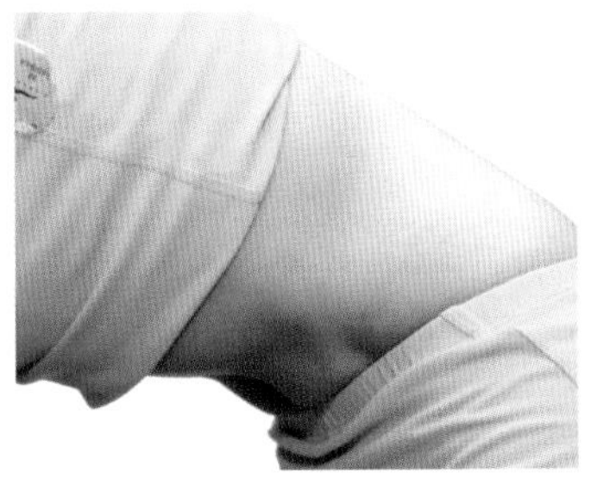

图 1–6–16

（4）收缩以舒适度为准，不要太过用力。

（5）最后，打开收腹收束，放松胸部，挺直膝盖，直起上身。

（6）呼气，放松肺部。最后，深长地用鼻子吸气。

（7）调整一下呼吸回到正常状态下后，继续练习。

坐姿：

（1）取莲花坐或至善坐，双手臂伸直按住双膝，尽量使双膝触地。

（2）闭上双眼，放松全身（图 1-6-17）。

（3）用鼻子深长地吸气，之后呼气，尽量排空肺内的空气。

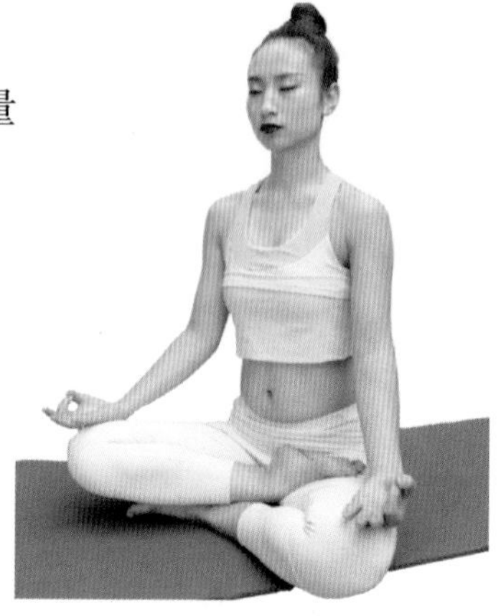

图 1-6-17

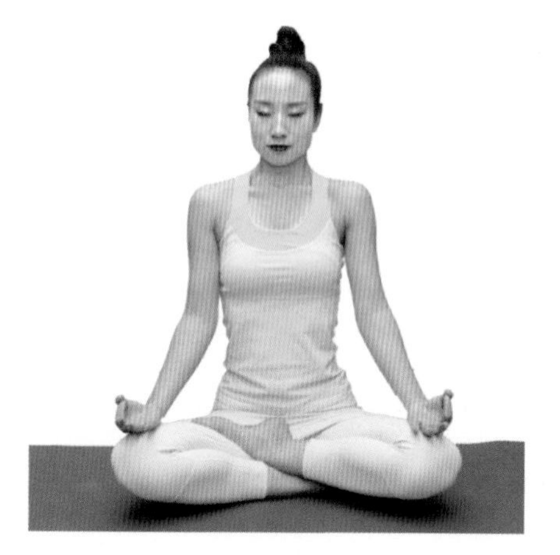

图 1-6-18

（4）外悬息，同时手臂向下按膝盖，耸肩，做收颌收束，向内向上收缩腹部肌肉做收腹收束（图 1-6-18）。

（5）收束和屏息时间不要太久。保持一段舒适的时间之后，打开收腹收束，屈肘沉肩，抬起头后，慢慢地吸气。

（6）调整一下呼吸回到正常状态下后，继续练习。

练习顺序

倒立姿势做收腹收束要容易些。为冥想前的准备练习之一。

呼吸要求

只能在外悬息时练习（如今有些现代的瑜伽练习在内悬息中也加入了此法，其目的是为了使身体在短时间内产生大量的能量，达到出汗减肥的效果。但是，我们并不主张单纯为了出汗而进行的练习）。

持续时间

初学者可以先练习 3 遍，之后逐渐增加练习的次数。

意念控制

意念放在腹部或呼吸和动作的配合上。

注意事项

必须要在空腹状态下练习，最好先排空体内废物。收腹收束是一个较高级的练习，要在专业的瑜伽教练指导下进行练习。在掌握了悬息、收颌和会阴收束后再做收腹收束的练习。

不宜人群

胃溃疡、十二指肠溃疡、疝气、高血压、心脏病患者及孕妇不宜练习。

作用功效

（1）对非慢性的腹腔疾病非常有好处，刺激消化，按摩、加强腹腔器官。

（2）平衡肾上腺分泌。

（3）减轻焦虑和紧张，使人安宁。

（4）改善整个身体的血液循环。

（5）加强所有的内脏器官机能。

（6）消除腹部脂肪。

（7）对糖尿病有益。

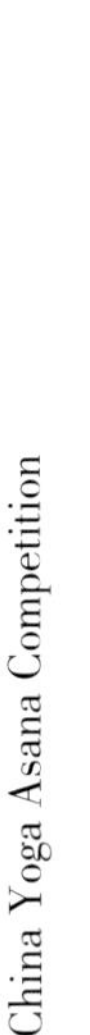

4. 大收束法（三锁术）

练习方法

（1）选择至善坐或莲花坐。

（2）闭上眼睛，放松身体。

（3）先深吸气，之后深深呼气，做外悬息。

（4）同时做收颔收束、收腹收束、会阴收束三种收束法（图 1–6–19）。

（5）可以悬息多长时间就保持多长时间，但要以舒适为限。

（6）之后解除收束，吸气放松休息。

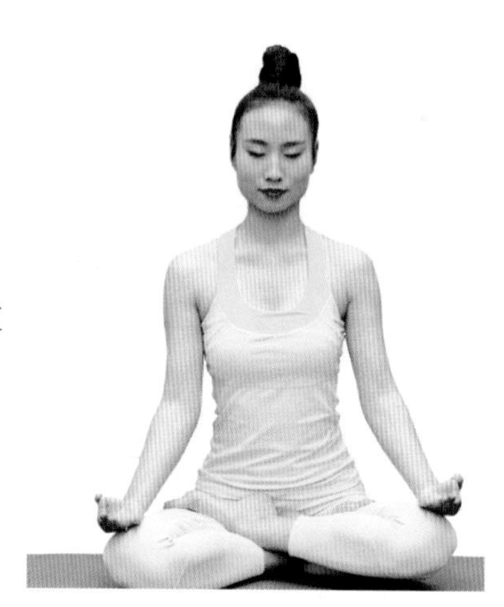

图 1–6–19

练习顺序

应在分别掌握了三种收束法之后再进行练习。这是冥想前的准备练习之一。

呼吸要求

只能在外悬息时练习。

持续时间

初学者可以先练习 3 遍，之后逐渐增加次数。

意念控制

意念可以放在收束的部位上，也可以放于眉心这一点。

注意事项

同其他收束法。

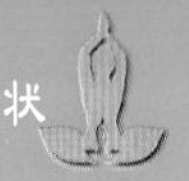

不宜人群

同其他收束法。

作用功效

同其他收束法。它对于达到冥想的练习效果帮助更大。

第七节　瑜伽九大调息法

一、清理经络调息法

练习方法

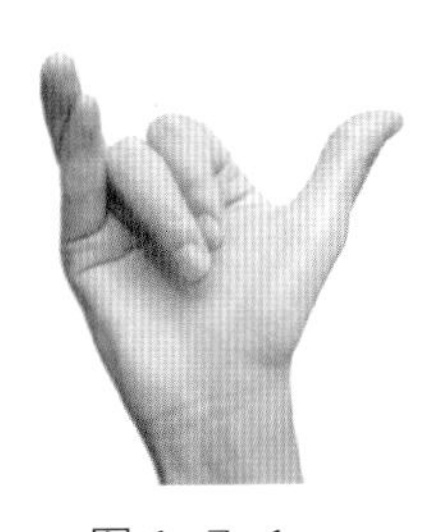
图 1–7–1

选择一个舒适的冥想坐姿，最好可以稳定地保持在15分钟以上，脊柱保持正直，闭上眼睛，注意力放在呼吸上，呼吸要均匀自然，将左手放在膝盖上，右手食指和中指弯曲（图 1–7–1），屈右肘，右手放于鼻子附近，准备进行清理经络调息（图 1–7–2）。

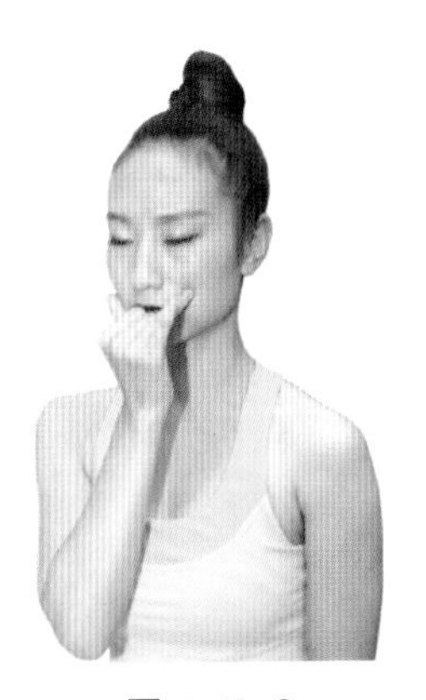
图 1–7–2

第一阶段：左右鼻孔单独调息。

用右手的大拇指按住右鼻孔，只用左鼻孔缓慢、深长地进行 5 次完全的呼吸（图 1–7–3）。之后，用无名指和小拇指按住左鼻孔（图 1–7–4），只用右鼻孔进行 5 次完全的呼吸，这是一个回合，一共做 25 个回合。每一个回合保持呼吸的比例为 1 ∶ 1。呼吸不应勉强用力，或太粗重、太快速，应以出入时最好无声音为佳。这个阶段进行 15 ~ 20 天无困难时就可以进入第二阶段。

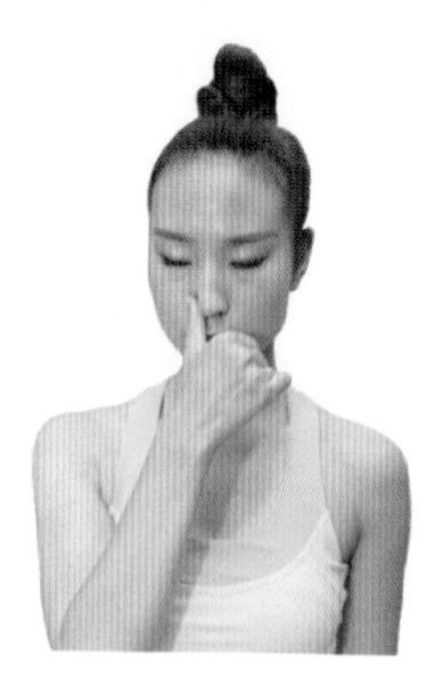

图 1–7–3

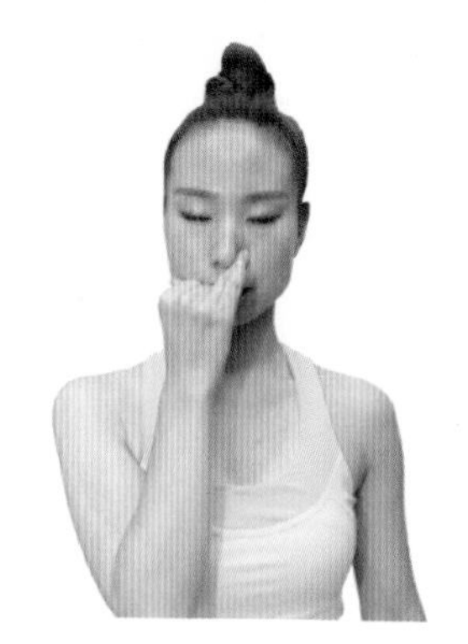

图 1–7–4

第二阶段：左右鼻孔交替调息。

在这个阶段，右手保持和第一个阶段一样，先按住右鼻孔，由左鼻孔吸气，之后用无名指和小拇指闭住左鼻孔，由右鼻孔呼气。然后继续由右鼻孔吸气，用大拇指闭住右鼻孔，松开左鼻孔，由左鼻孔呼气，此时是一个呼吸回合。按照这样一共练习 25 个回合。把这个练习和第一阶段练习一起做 10 天。在整个练习中，不应有呼气急促的感觉，吸入量以呼出时不费力为限，舒适条件下再逐渐增加呼吸的时间。

第三阶段：内悬息。

只有呼与吸比率相同时才可以做这一个阶段练习。每次吸气后都悬息，吸气、悬息、呼气时间应相等，即：左鼻孔吸气→悬息→右鼻孔呼气→右鼻孔吸气→悬息→换左鼻孔呼气，这是一个回合，要逐渐做到毫不费力地完成 25 个回合之后，坚持两个星期，然后就可以开始下一个阶段的练习。

注意：当无法维持吸、呼的节奏、时间时，你可改为每两次吸气之后才进行悬息一次。

第四阶段：内外悬息。

在这个阶段当中，无论吸气、呼气都要进行悬息练习，即：左鼻孔吸气→内悬息→右鼻孔呼气→外悬息→右鼻孔吸气→内悬息→左鼻孔呼气→外悬息，这是一个回合，要可以完成 25 个回合，每一次的呼吸节奏要保持一致。

第五阶段：高级清理经络调息。

在这一阶段的练习当中应该在有经验的调息专家指导下进行。开始练习时不用进行外悬息的训练，只进行内悬息的练习。

开始练习要达到吸气：内悬息：呼气的呼吸比例为 1：2：2，即如果吸气用 5 秒钟，内悬息则为 10 秒钟，呼气为 10 秒钟。当然这个过程是循序渐进完成的，可以先从完成 6 秒到 7 秒、8 秒，直至最后达到 10 秒钟。练习一段时间之后，比如一周之后，你可以试着将吸气的时间增加 1 秒，相应的悬息及呼气的时间比例增加到 12 秒钟。这样持续地练习 1 个月或者是可以舒适地按照比例完成 25 个回合之后，逐步增加内悬息、呼气与吸气的比例。当你可以按 1：4：2 的比率完成 25 个回合之后，就再进一步进入到 1：6：4，最终可以达到 1：8：6 。这个过程可能需要几个月的时间，甚至是几年。当你可以毫不费力地完成这一比例节奏之后，在最后阶段的练习就是要达到吸气：内悬息：呼气：外悬息比例为 1：4：2：2 。习练者应该可以按照第四个阶段的训练逐步做到一次练习完成 15 个回合。

意念控制

意念放在气息上，体会气息在体内的流动。

注意事项

如果你在练习中紧张或者呼吸的节奏被打乱，都应停止练习或重新调整呼吸的节奏。

不宜人群

心脏病、高血压患者不要做悬息，只进行前两步的训练。对于低血压患者不要做外悬息。

作用功效

清除血液毒素，增加身体氧气供应，滋养全身。有利于排除体内废气，使精神焕发，达到平和宁静。使面色健康，预防感冒。帮助清除人体经络系统中障碍，使体内生命之气更畅通无阻。可以把人的各种感官知觉和心灵从感官对象、事物上收撤回来，帮助进入瑜伽执持之始的状态。结合收束法的练习效果会更好。

二、风箱式调息法

练习方法

（1）取一舒适的冥想坐姿，莲花坐或至善坐。双手放在双膝，保持头、颈、背挺直。闭上双眼，放松全身。

（2）右手做鼻尖契合手势，即弯曲食指和中指，用大拇指按住右鼻孔，无名指、小拇指自然弯曲。

（3）用左鼻孔急速、有节奏、连续吸气和呼气 20 遍。腹部随着呼吸有节奏地扩张、收缩，心中默数呼吸的次数。呼吸时主要由腹部完成扩张和收缩的动作（不要扩胸或耸肩），鼻子发出气息的声音，喉咙不要出声。

（4）做 20 次呼吸为一组，之后用左鼻孔缓慢深长地吸气，让空气尽量充满肺部，同时向外扩张胸部和腹部。然后按住两个鼻孔，内悬息几秒钟。可以配合进行收颌收束法、会阴收束法，也可任选其一进行。保持时间以 1 ~ 3 秒或舒适为限。

（5）之后，解除收束法，用两个鼻孔同时呼气。也可采用喉呼吸的方式双鼻孔同时呼气。

（6）接下来换右鼻孔进行练习，方法均同左鼻孔。之后休息一分钟，两眼可微闭。

（7）单鼻孔练习熟练之后进入双鼻孔的练习阶段。此时做 20 次快速的呼吸，然后做深深的吸气，做内悬息几秒钟，配合收束法进行练习，之后呼气放松。一共做 3 组，然后仰卧放松休息。你可以根据能力的提高，逐渐 5 次、5 次地增加，最终可以做到每组的呼吸次数最多达到 40 次。

呼吸方式

根据练习者的能力，选择呼吸的频率，有3种频率：慢速、中速、快速。初学者请先从慢速开始。

持续时间

最多练习5组，可以慢慢地增加内悬息时间直到长达30秒。

意念控制

将意念放在有节奏的呼吸上、腹部的收缩扩张上、心中默数上、眉心之间皆可。

注意事项

练习过程中不可过于用力，如果出现头晕、出汗过多或恶心等感觉，说明练习过程中有不对的地方，避免过于用力呼吸、面部紧张、身体颤动等错误的方法。如果出现以上不良反应，请及时请教你的瑜伽老师。此外此练习不可进行太多，否则不论任何人都会损伤身体。练习的环境应保持空气流通、新鲜。

不宜人群

患有高血压、心脏病、眩晕、癫痫、中风、疝气、胃溃疡的人不要做此练习。身体虚弱、肺活量小的人以及患有严重耳、眼疾病的人不应练习。患有呼吸道疾病如哮喘、支气管炎、肺结核恢复期的人建议在瑜伽教练的指导下进行练习。如果练习过程中鼻子流血或耳痛则应立即停止练习。

作用功效

由于气体快速地在肺内进行交换，所以使氧气和二氧化碳随之快速地进入和排出血液，能够促进新陈代谢。使身体产生热能，去除体内废物和毒素。强壮肺脏，给人体“充氧”。横膈膜有节奏地活动能按摩和刺激内脏器官，使腹肌、脾脏、肝脏、胰脏活动旺盛有力，增加胃口，促进消化，加强消化系统功能。此练习降低肺内的二氧化碳的含量，所以对于患有哮喘等这类肺部疾病的人群来说，是一个非常好的练习。有助于洁净鼻窦，消除喉部粘液，治疗哮喘、肺结核、胸膜炎，缓解咽炎，祛痰。加强并平衡神经系统，使大脑进入一个平静、镇定、稳

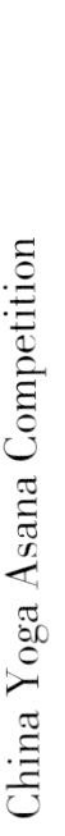

定的状态，为冥想做好准备。在古代瑜伽文献中曾提到：这一练习有助于帮助突破人体的三个气轮，即心轮、喉轮、眉心轮。

三、圣光调息法

练习方法

（1）取一舒适的冥想坐姿，莲花坐或至善坐。双手做冥想契合手势放在双膝，保持头、颈、背挺直，闭上双眼，放松全身。

（2）与风箱式调息相似，不是轻轻用力做吸、呼两个过程，只是轻轻地使劲做呼的过程，让吸气慢慢自发进行。

（3）用鼻子深吸气，腹部向外扩张，呼气时，腹部轻用力快速地向内收缩，但不要太过用力和紧张。

（4）呼气之后只做瞬间的悬息。之后吸气是自然地、自发地进行，不要用力，腹部自然向外扩张，然后快速呼气。

（5）呼吸完成 50 ~ 100 次后，再一次呼气时，尽量呼出肺部空气，做外悬息同时做收颌收束法、收腹收束法、会阴收束法。把意念专注在眉心处，感觉大脑非常平静，没有任何杂念。

（6）尽量长久悬息，舒适为限，解除三种收束法，慢慢吸气。此为一组。

呼吸方式

采用腹式呼吸。

持续时间

练习 2 ~ 5 回合。

意念控制

意念放在有节奏的呼吸上或者在眉心部位。

练习顺序

在体位或清洁法之后。做完圣光调息法练习之后，最好紧接着做冥想练习。或者一天中的任何时间，但前提是空腹或饭后 3 ～ 4 小时。

注意事项

练习过程中如果出现头疼、头晕等不良反应要立即停止练习，坐下来休息一下，当反应消失后再继续练习，练习过程中一定要集中注意力及不要太过用力。其他同风箱式调息。

不宜人群

同风箱式调息。

作用功效

加强大脑的能量，去除困倦，清理头脑额区，思维、视觉自动停止，允许头脑休息并在心灵虚无、空虚状态中重新获得活力，此时心情平静，像天空一样广阔无限，使大脑做好冥想的准备。对肺部有很好的清洁效果，是对哮喘、肺气肿、支气管炎等患者非常好的练习。能加强消化系统功能，平衡及加强神经系统。具有很好的静心效果。具有风箱调息的其他功效。

此法是哈他瑜伽 6 大清洁法之一。

四、喉式调息法（心灵呼吸功）

练习方法

（1）取一舒适的冥想坐姿，莲花坐或至善坐。双手做冥想契合手势放在双膝，保持头、颈、背挺直。闭上双眼，放松全身。

（2）用两个鼻孔同时进行呼吸。先把意念放在呼吸上，使其变得平稳并有节奏。然后把意念放在喉咙，尽量想象吸气和呼气是通过喉咙完成的而不是鼻孔。

（3）采用舌抵上腭契合法也称为舌锁契合法，即舌头向后卷起抵住上腭的部位。

（4）呼吸保持缓慢而深长，轻轻地收缩喉咙部位的肌肉，发出小孩睡觉时打鼾的声音。整个呼吸过程要缓慢而深长。吸气感觉发出“萨”（sa）的声音，呼气发出“哈”（ha）的声音。

（5）在高级阶段练习时，可以加上内、外悬息，并在悬息的同时配合做收束法。

持续时间

可以练习10～20分钟，甚至几个小时。

意念控制

意念放在喉咙处发出的声音上。

注意事项

（1）其不受其他调息法程度深浅的限制，简单易学。任何姿势下都可以进行练习。

（2）患有腰椎间盘突出、脊椎无力者可采取鳄鱼式姿势。

（3）很多人在做此练习时，面部表情很不自然，应该尽量放松面部肌肉。

（4）不要过于用力收缩喉咙处的肌肉，应该是轻微地、持续地收缩。

不宜人群

过于内向或自闭者、心脏病患者在练习过程中不要做悬息。

作用功效

（1）喉式调息法作为镇定大脑的调息法，也具有产生热能的效果，在瑜伽治疗中用于缓和神经系统，使大脑平静下来。此练习对大脑有非常明显的放松效果。有助于缓解失眠，可以在睡前躺在床上练习。

（2）练习时如果不悬息的话，可以使心跳放缓，对高血压、心脏病患者有好处。为进入冥想的训练做准备。

五、清凉调息法

练习方法

（1）取一舒适的冥想坐姿，莲花坐或至善坐。双手做冥想契合手势放在双膝，保持头、颈、背挺直。闭上双眼，放松全身。

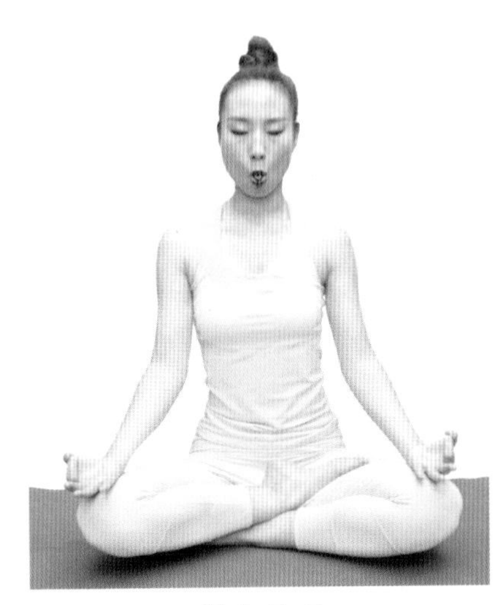

图 1–7–5

（2）张开嘴，尽量把舌头伸出唇外，舌头左右两边向中间卷起形成一个管状（图 1–7–5），通过舌头小管缓慢、深长地吸气，舌头和上腭感觉像冰一样的凉爽（当空气通过舌头时，要发出声音）。

（3）吸气完成后，收回舌头闭上双唇。在高级阶段练习时，可以加上内悬息，同时做收颔收束法以及会阴收束法。

（4）呼气时，抬头，解除收束法，采用喉呼吸的方法，用鼻子呼气。

持续时间

练习次数从 9 遍慢慢增加到 15 遍。普通瑜伽练习做 15 遍即可，如果天气非常热的话，可以练习多达 60 遍。逐渐延长每次吸气和呼气的时间。

意念控制

意念放在舌头和凉爽的感觉上。

练习顺序

在使身体产生热能的体位或其他的瑜伽练习之后做此练习，来平衡体温。

注意事项

（1）此练习应该在瑜伽体位训练之后，以及其他调息法之后才做这个练习。

（2）不要在空气污染或天气过冷的环境中做此练习，因为鼻子在空气进入肺部之前，有加热和过滤空气的作用，但用嘴吸气达不到鼻子的这些作用，所以有可能对肺部造成伤害。

（3）如果舌头不能卷成管状的人，可以用嘘气调息法来代替。

不宜人群

（1）有低血压或呼吸系统疾病如哮喘、支气管炎等的人都不要做此练习。

（2）高血压、心脏病患者不要做收束法和悬息练习。

（3）心脏病患者应先征询医生或有经验的瑜伽老师后才决定是否练习。

作用功效

（1）使身体清凉，平衡体温。

（2）有助于降低大脑及情绪上的兴奋。

（3）更好地疏通经络，使肌肉得到放松，大脑得到镇静，可以作为睡前的镇定剂。

（4）有助于控制和消除饥、渴的感觉，降低血压和胃酸。

（5）祛肝火、益脾胃，促进肝脾脏的活动，增强消化机能。

（6）洁净血液，促进生命之气在体内流动。

六、左侧鼻孔调息法（月亮式调息）

练习方法

（1）取一舒适的冥想坐姿，莲花坐或至善坐。保持头、颈、背挺直。闭上双眼，放松全身。当身体完全放松、稳定后，观察呼吸一段时间，直到呼吸自然缓慢下来。

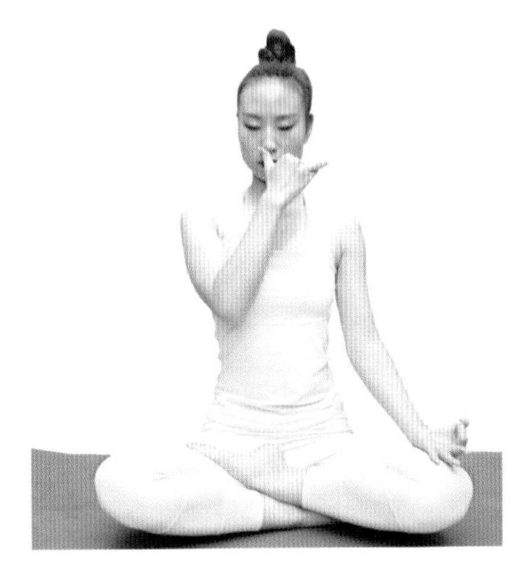

图 1–7–6

（2）之后左手做冥想手势放在左膝，右手做鼻尖契合手势，大拇指按住右鼻孔（图 1–7–6），采用瑜伽完全式呼吸法，用左鼻孔缓慢、深长地吸气，吸气完成后，按住双鼻孔做内悬息，同时做收颔收束和会阴收束。

（3）当感觉需要呼气时，抬起头打开收颔和会阴收束之后，呼气。整个练习过程都是用左鼻孔完成，右鼻孔闭合。

意念控制

意念放在整个呼吸过程上。

持续时间

开始练习 10 遍，逐渐增加到 10 ~ 15 分钟。吸、屏、呼的比率逐渐调整，开始为 1∶1∶1，之后为 1∶2∶2，1∶3∶2，1∶4∶2。

注意事项

（1）每次练习不要超过 30 分钟。

（2）不建议单独进行此调息法练习，因它存有一定的使情绪消极的风险。

不宜人群

（1）心脏病、低血压患者不适宜练习。

（2）患有感冒、咳嗽的人群在冬季不宜做此练习。

作用功效

可以使身体产生清凉感，镇定神经，放松大脑，降低高血压。

七、右侧鼻孔调息法

练习方法

同左侧鼻孔调息法基本一样，只是把用左鼻孔呼吸改为用右鼻孔呼吸（图 1–7–7）。

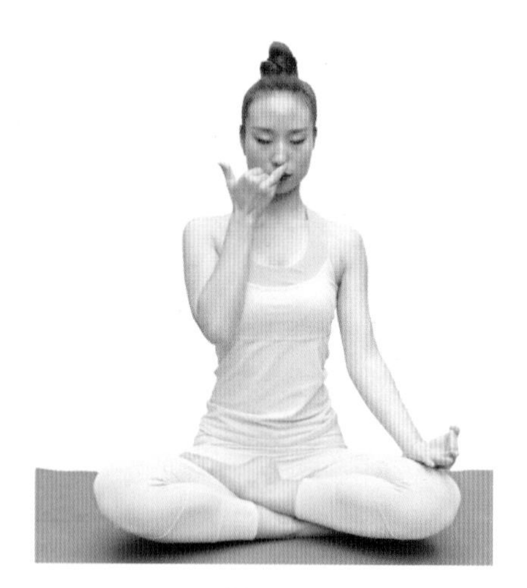

图 1–7–7

注意事项

（1）不应在饭前或饭后立即练习。因为左鼻代表左脉，控制食物消化，如果闭合会导致消化不良。

（2）夏季或身体上火时不宜做此练习。

不宜人群

心脏病、高血压、癫痫患者。

作用功效

（1）使身体产生热量，能够去寒。

（2）此练习可以激活太阳经及体内能量，可以完成较大体力活动。

（3）缓解抑郁，对心情压抑、自闭的人有好处。

（4）使大脑更加警觉，观察力更加敏锐。

八、嘘气调息法

练习方法

（1）取一舒适的冥想坐姿，莲花坐或至善坐。双手做冥想契合手势放在双膝，保持头、颈、背挺直，闭上双眼，放松全身。

（2）轻轻咬住牙齿，张开嘴唇，使牙齿完全露出来（图 1–7–8），舌头可以放平或者卷起抵住上腭。

（3）缓慢深长地通过牙齿吸气（吸气时，空气通过牙齿发出嘶嘶的声音）。

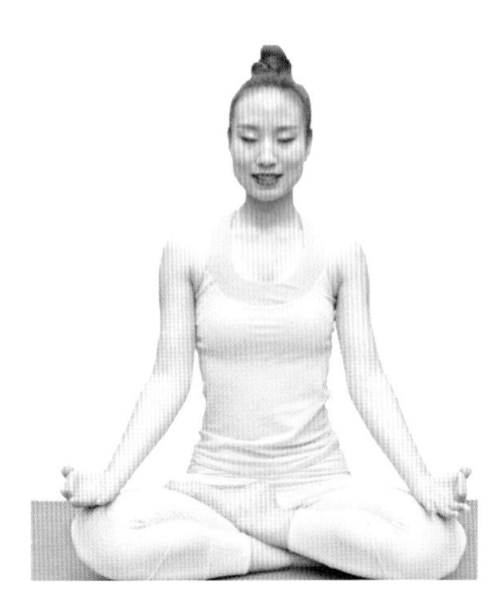

图 1–7–8

（4）吸气完成后，闭上双唇，舌头保持原状，用鼻子慢慢地呼气，要控制呼气的速度。

持续时间

练习次数从 9 遍慢慢增加到 15 遍。普通瑜伽练习做 15 遍即可，如果天气非常热的话，可以练习多达 60 遍。逐渐延长每次吸气和呼气的时间。

意念控制

意念放在嘘气的声音上。

练习顺序

在使身体产生热能的体位或其他的瑜伽练习之后进行，平衡身体的温度。

注意事项

不要在空气污染或天气过冷的环境中做此练习，因为鼻子在空气进入肺部之前，有加热和过滤空气的作用，但用嘴吸气达不到鼻子的这些作用，所以有可能对肺部造成伤害。

不宜人群

患有低血压或呼吸系统疾病如哮喘、支气管炎等的人都不要做此练习，心脏病患者练习时不要屏息，慢性便秘、牙齿过敏、牙齿残缺、戴假牙的人群可以用清凉调息法来代替。

作用功效

（1）同清凉调息。使身体清凉、大脑冷静，有助于降低大脑及情绪上的兴奋。更好地疏通经络，使肌肉得到放松，大脑得到镇静，可以作为睡前的镇定剂。

（2）有助于控制和消除饥、渴的感觉。

（3）降低血压和胃酸。

（4）保持牙齿和牙龈健康。

九、蜂鸣调息法

练习方法

（1）取一舒适的冥想坐姿，莲花坐或至善坐。双手做冥想契合手势放在双膝，保持头、颈、背挺直。闭上双眼，放松全身。

（2）轻轻闭上嘴，牙齿略微分开一点，放松颌骨，这样可以使声音的共震清晰地传到头部。用双手食指堵住双耳（图 1–7–9），意念守在眉心轮，身体保持稳定。

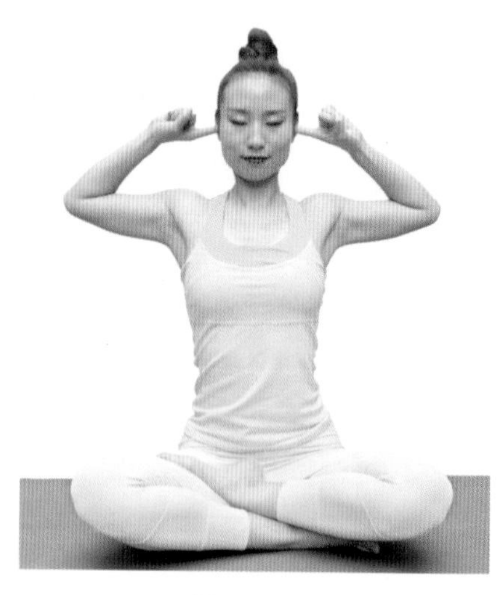

图 1–7–9

（3）用鼻子深吸气，然后呼气时要缓慢，发出平稳的像蜜蜂叫的声音。蜂鸣声要流畅、连贯、不间断，并且很柔和，在前额处感觉到蜂鸣的回音。这是一遍。

（4）呼气完成后，再次深吸一口气，继续此练习。

持续时间

初学者做 5 ~ 10 遍练习即可，逐渐增加到 10 ~ 20 分钟，最多可以练习 30 分钟。

意念控制

意念放在头内的蜂鸣声上，保持呼吸平衡和连贯上。

练习时间

最佳时间是深夜或黎明，因为这个时候大地比较安静。或在一天其他时刻也可以练习，前提是选择安静的练习场所。

不宜人群

耳部疾病、心脏病患者练习时，不要屏息。

作用功效

（1）缓解压力及大脑紧张，减轻气愤、焦虑、失眠，降低血压。

（2）有助于体内组织的康复，因此可以在手术后练习。

（3）有助于治疗咽喉部的疾病。

（4）强壮嗓子，使声音更加好听、有力。

（5）有益于唤醒心灵之声。

第八节　瑜伽五大元素冥想

一、对冥想知识的一些认识

（1）我们进行冥想不是为了小小的松弛，也不是为了体验一点点宁静；我们冥想是为了将我们内在的部分发展出来。

（2）理解和知识比冥想的技巧更为重要。

（3）冥想的四要素。即冥想的对象、语音、体位、气息。

（4）语音是各种冥想技巧中最高的一种。

（5）坐姿一个半小时可以净化人体七万两千条经络。

（6）呼吸是自然而然的。

（7）宇宙的基础就是能量。

（8）冥想的内在能量被称为最高能量或宇宙的意识，这能量集聚于体内时称为昆达里尼。

（9）冥想可以帮助我们找到永恒的幸福与快乐。

（10）幸福不是来自于追求的事务或活动过程，而是来自于我们本身。

（11）我们不曾拥有的东西刻意去追求是没有用的，因为日后一定会失去它。

（12）冥想的最高境界就是做到完全的心如止水。

（13）冥想需要通过四个阶段。

第一个阶段是物质的躯体，通过它我们经验醒着的境界。此时我们经验着痛苦或快乐就会感受自己是痛苦或快乐。这是肉体净化的过程。肉身以红光的状态

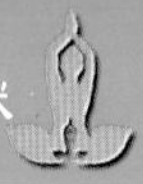

出现，像一团火一样围着，与身体的大小一样。你会见到很多奇妙的景象，体会到体内流动的生命力和各种液体。

第二个阶段体会到身体以白光的状态出现。白光聚集在喉部中央的地方，像拇指大小。我们会体验种种的梦境。在这个阶段，你开始感觉到你和你的肉体是有分别的。

第三个阶段体会到黑光状态，这是第三种身体状态的光。此时你是谁或你是什么你会全然无觉，体会到无比的宁静。

第四个阶段为超脱状态。可以体会到一道微小的蓝光，这是真我的光，被称为蓝珍珠。他是每个人灵魂的承载器，速度极快，眼睛看不到他移动的过程，如芝麻大小，整个宇宙都包含在内。

二、冥想前的准备工作

（1）冥想最佳的时间是在每天上午 3 ～ 6 点，下午 5 ～ 8 点也可，当然还可以在午夜周围宁静祥和的环境中练习。

（2）选择一个固定的地方进行冥想的训练。

（3）准备专用的衣服和垫子，注意不要经常清洗。

（4）周围环境应该是安静的。

（5）安静地坐下，关注内在，关注呼吸。

（6）最好选择双莲花坐。当然实际上可以在任何姿态下进行冥想的练习。

（7）行卧坐立都可进行瑜伽冥想，可以闭上眼睛，也可以睁开眼睛进行练习。

（8）出现杂念，任由它们而去。因为这也是真我的一种体现形式。

（9）抑郁症患者不适宜练习。

三、冥想的姿势

要进入瑜伽冥想层面的训练，首先要获得一个稳定的坐姿。只有在一个姿势上可以保持3 ~ 4个小时而不感觉到任何的不适，我们才可以真正进入冥想的训练状态。正确的坐姿可以通过各种体位锻炼获得。有人讲瑜伽有八万四千个体位动作，最终就是为了我们能非常好地完成双莲花坐，这是冥想的最佳坐姿。

1. 莲花坐 Padmasana（图 1–8–1）

练习方法

坐位，双腿向前伸直，先弯曲左膝，将左脚放右大腿上。之后，弯曲右膝，用双手帮助搬起右小腿，将右脚放左大腿上。将双手手掌向上，大拇指和食指指端轻贴一起，成手指契合手印，轻放在双膝上，双膝尽量触向地面，腰背部伸直；脊柱保持直立，深而慢地呼吸。可以上下交换双脚，重复。

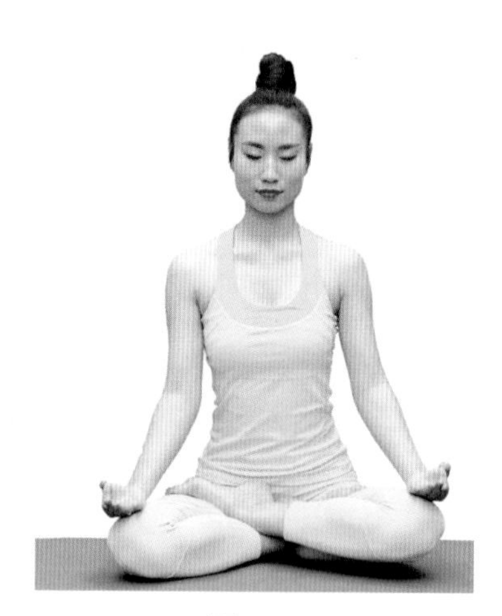

图 1–8–1

练习要点

（1）腰不好、有坐骨神经痛、骶骨感染的人不要做这个姿势。

（2）莲花坐虽然是瑜伽冥想的代表姿势，但由于对双腿的柔韧性有较高的要求，所以并不主张初学者练习，尤其当身体有剧烈疼痛的感觉时就要停止练习，切忌急于求成。可先从简易坐或半莲花坐开始，同样有很好的效果。

（3）此式是《瑜伽经》中提到的唯一一个体位。

（4）一般人经过3 ~ 6个月的不间断练习都可以突破这个体位。年龄大或身体条件差的人经过1 ~ 2年的实践也都可以完成。

（5）这是一个适合进行呼吸、冥想的最佳体位。

（6）每天采用这个姿势进行呼吸冥想的训练 1 个小时以上，身心的疾病都可以得到有效调理。

（7）要突破这个体位会产生脚踝疼痛、膝关节疼痛、髋关节疼痛，当这些部位依次通过疼痛之后你就会发现自己的巨大变化。

（8）练习过程中如果脚发麻，你能够忍受就可以继续。难以忍受或注意力不能够集中就可以停下来放松休息。

（9）完成不了这个姿势和脚踝、膝关节、双髋没有打开有关。

（10）如果实在难以完成此式，脚踝有伤等，可以用至善坐来代替。

作用功效

（1）有利于使呼吸顺畅。

（2）对哮喘及气管炎的人有益。

（3）强壮脊柱，使神经系统充满活力。

（4）有益于腹部脏器，促进消化和吸收的功能。

（5）强壮下肢，有助于预防和消除风湿的病症。

（6）利于心灵平静，对平衡神经系统和保持平和的情绪有益。

（7）能够控制性冲动和维持禁欲修行。

（8）对于高级习练者来讲，这是一个可以使生命之气在中脉流动的有益姿势。

2. 简易坐 Sukhasana（图 1–8–2）

练习方法

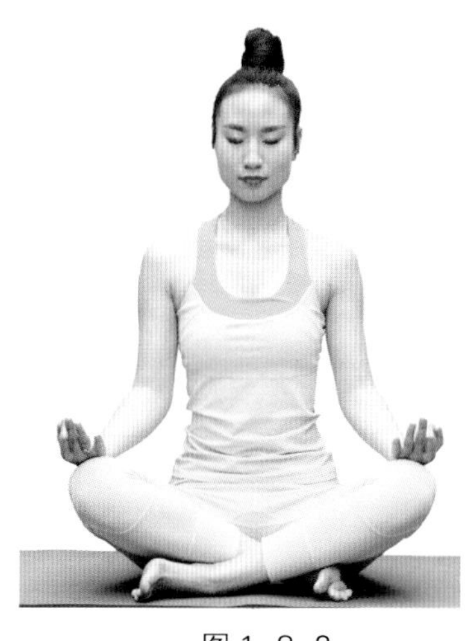

图 1–8–2

坐在垫子上，将双腿交叉，双脚放在对侧大

腿下就可以了。脊柱要保持正直，双肩、手臂放松，下巴稍内收。采用手指契合手印，轻放双膝上。两脚可以前后交换。

练习要点

（1）简易坐是最适合初学者掌握的冥想坐姿。

（2）如果感觉身体后倾或驼背，可以在臀部放一个垫子，使臀部与膝关节保持在一条水平线上，这有利于保持正直。

（3）腰不好或有坐骨神经痛的人不要做这个姿势。

作用功效

具有莲花坐的好处，但程度弱。

3. 半莲花坐 Ardha Padmasana（图 1–8–3）

练习方法

坐位，两腿向前伸直，弯曲右膝，将右脚脚底顶在左大腿内侧，弯曲左膝，把左脚放在右大腿上面，使脊柱保持正直，下颌微收。采用手指契合手印，轻放双膝上，也可左右脚上下交换进行练习。

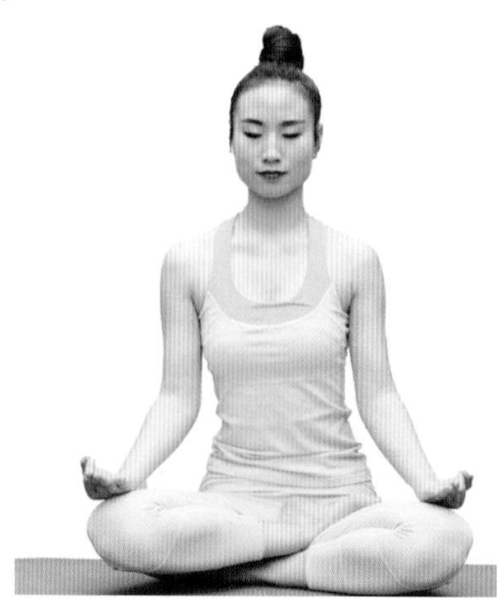

图 1–8–3

练习要点

（1）腰不好、有坐骨神经痛、骶骨感染的人不要做这个姿势。

（2）一旦可以完成半莲花坐就不要采用简易坐，长期坚持之后就可以完成双莲花坐。

（3）每次练习可以采用不同侧的脚放在上面，尤其不好一侧的脚要多练习。

（4）臀部要坐在垫子上，不要离开地面。

（5）脊柱要垂直于地面，双肩要平行于地面。

（6）完成不了这个姿势和脚踝、膝关节、双髋没有打开有关。

（7）长时间坚持练习之后，当膝关节可以触到地面，就可以尝试做双莲花坐了。

作用功效

具有莲花坐的好处，但程度稍逊。

4. 至善坐 Siddhasana（图 1-8-4）

练习方法

坐位，双腿向前伸直，弯曲左膝，将左脚跟顶在会阴部，左脚底紧靠右大腿内侧。之后弯曲右膝，将右脚放在左脚之上，右脚跟靠近耻骨联合的部位，右脚的脚趾放在左腿大小腿之间，脊柱保持正直，闭上双眼，可以将意识关注鼻尖，采用手指契合手印，并轻放在双膝上。双脚可以交换进行练习。

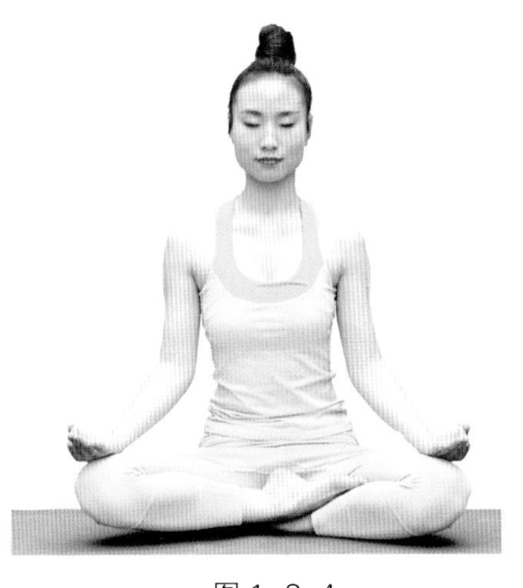

图 1-8-4

练习要点

（1）腰不好、有坐骨神经痛、骶骨感染的人不要做这个姿势。

（2）初学者也可将左脚直接放在地面上。

（3）是进行呼吸和冥想的极好体位之一。

（4）有的书上讲，男士是左脚在下抵会阴部，女士是右脚。

作用功效

（1）具有莲花坐的好处，但程度稍逊。

（2）帮助清理人体七万两千条经络，使生命之气畅通无阻。

（3）具有镇定安神的功效。

（4）对腹部脏器有补养和增强的作用。

（5）帮助消除双膝和双踝的僵硬，使其更加灵活。

（6）由于对会阴部的作用，所以更加利于生命之气在中脉的流动。

（7）利于禁欲修行。

5. 吉祥坐 Swastikasana（图 1–8–5）

练习方法

坐位，双腿向前伸直，弯曲左膝，将左脚脚底顶住右大腿内侧，弯曲右膝，将右脚放在左腿大小腿之间。两脚的脚趾应该可以分别嵌入另一腿的大腿和小腿之间，两手放在两膝之上。

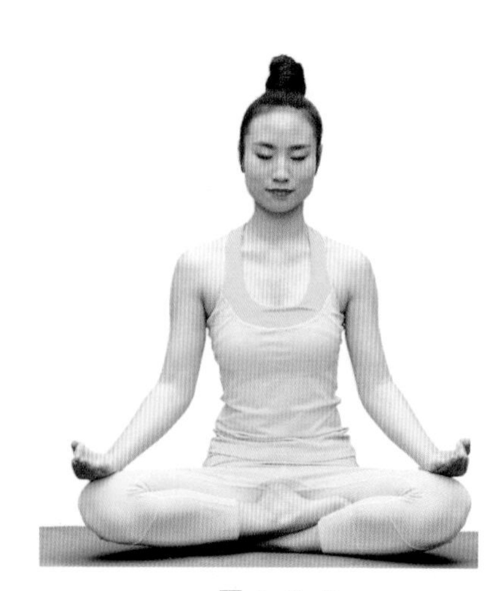

图 1–8–5

练习要点

（1）腰不好、有坐骨神经痛、骶骨感染的人不要做这个姿势。

（2）这个姿势和至善坐的不同就是没有顶住会阴部，其余都相同。

（3）完成不了此式和下肢关节不够灵活以及大小腿脂肪过多有关。

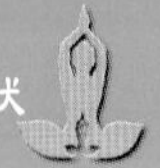

（4）双腿可以交换进行练习。

作用功效

具有至善坐的好处，但程度稍逊。

6. 悉达斯瓦鲁普坐 Siddhaswarupasana（图 1-8-6）

练习方法

坐位，两腿向前伸直，用两手帮助，将上体抬高，将右脚放在臀部下方，让右脚跟向上对着肛门部位。收缩肛门括约肌，向下坐在脚跟上。脚跟应紧紧顶住收缩的肛门。之后，将左脚收回到会阴部位，继续保持将全身重量主要放在右脚跟上。双手放在双膝上。

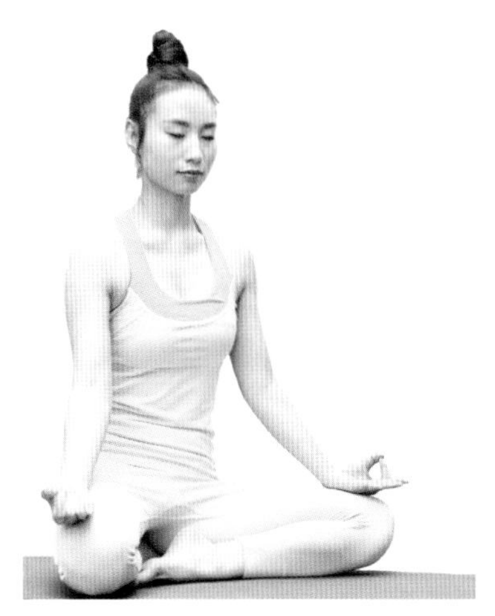

图 1-8-6

练习要点

（1）腰不好的人及坐骨神经痛、骶部感染的人要非常小心地做此练习。

（2）变体做法是将左脚放在右大腿上面。

（3）你也可两脚交换进行，也可以只采用一侧你熟练的方法进行。

（4）此式完成不到位和髋关节没有打开有关系。

（5）要保证双髋水平，脊柱保持正直。

作用功效

（1）具有至善坐的大部分好处。

（2）对控制和预防痔疮的发生有益。

7. 金刚坐 Vizilla Asana（图 1–8–7）

练习方法

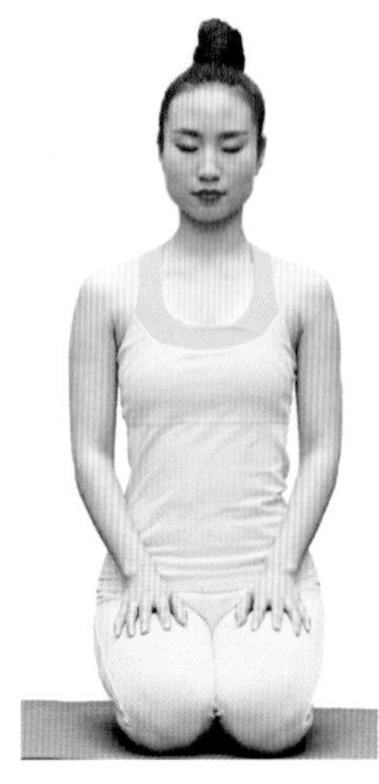

金刚坐也称正跪或钻石坐。双膝弯曲，臀部坐在脚跟上，双脚拇指相碰。它被称为“坐法之王”，是静坐或不动之姿的意思。

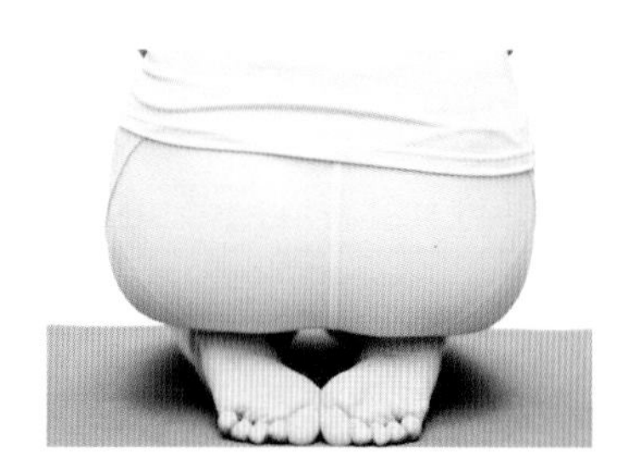

图 1–8–7a

图 1–8–7b

练习要点

（1）腰不好、坐骨神经痛、骶骨感染的人可以采用此式进行呼吸冥想的训练。

（2）这是饭后可以进行的一个体位。

（3）踝关节不好的人可以在脚下垫一个毛巾或垫子。

（4）长时间保持此式之后恢复时不要立即站立，要伸直双腿，下肢的血液循环通畅正常后才可以站立。

（5）练习好此式对于完成双莲花、脚心向上帮助非常大。

作用功效

（1）使心灵平静。

（2）促进消化和吸收的功能。

（3）对于调理胃部不适的疾病有益。

（4）对于生殖系统有益，防止疝气的发生。

（5）加强了对骨盆部位肌肉的伸展作用，有利于助产。

（6）有利于打开踝关节，帮助脊柱恢复正常弯曲度。

（7）有助于引导生命之气和性能量向上运行，但效果弱于双莲花和至善坐。

（8）对于达到冥想和禁欲修行都有帮助。

8. 雷电坐 Vajrasana（图 1–8–8）

练习方法

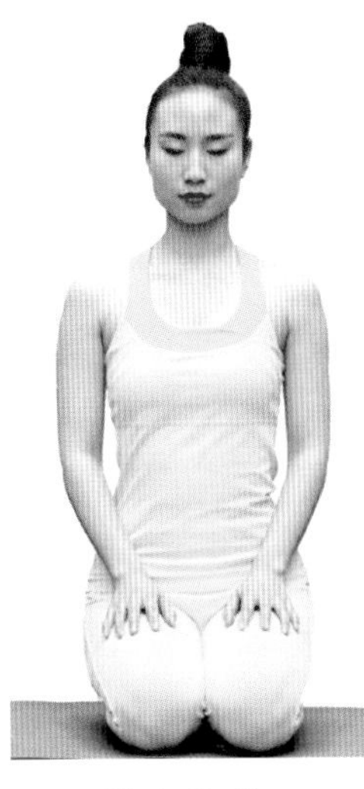

图 1–8–8a

雷电坐也称霹雳式。双膝跪地，两小腿胫骨和两脚脚背平放地面。双膝靠拢，两个大脚趾相交叉，使两脚跟向外。伸直背部，将臀部放落在两脚内侧、两个分离的脚跟之间。

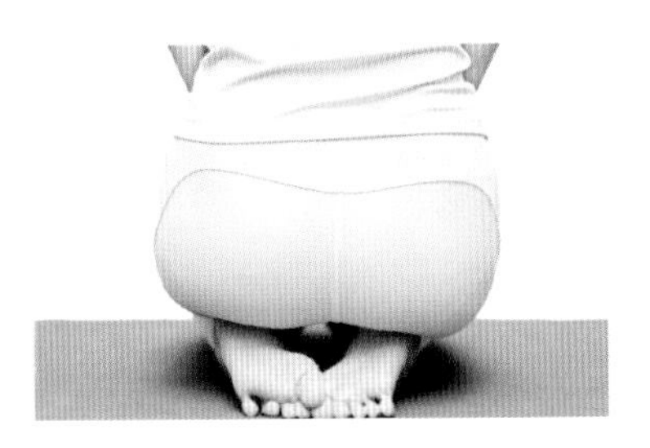

图 1–8–8b

练习要点

（1）腰不好、坐骨神经痛、骶骨感染的人可以采用此式进行呼吸冥想的训练。

（2）这是饭后可以进行的一个体位。

（3）踝关节不好的人可以在脚下垫一个毛巾或垫子。

（4）长时间保持此式之后恢复时不要立即站立，要伸直双腿，下肢的血液循环通畅正常后才可以站立。

（5）练习好此式对于完成双莲花、脚心向上帮助非常大。

作用功效

与金刚坐的作用功效相同。

9. 英雄坐 Dhyana Veerasana（图 1-8-9）

练习方法

跪坐在地板上，双膝并拢，双脚分开，脚趾向后，臀部坐在两脚之间的地板上。大腿的外侧与小腿内侧相接触。

练习要点

（1）如果不能完成此式可以将一脚叠放在另一脚之上，臀部坐在重叠脚之上。

（2）在可以完成钻石坐和霹雳坐之后再进行这个体式练习。

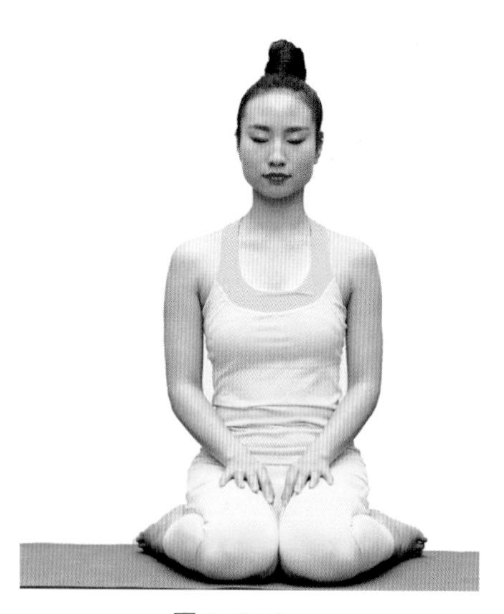

图 1-8-9

作用功效

（1）此式坚持练习几个月之后，可以帮助消除脚跟疼痛。

（2）帮助治愈扁平足。

（3）帮助消除跟骨骨刺。

（4）有助于治愈膝关节的痛风和风湿症。

（5）加强了大腿前侧肌肉的拉伸。

（6）对于膝关节的内侧副韧带的拉伸更充分。

以下坐姿并不是冥想常用的坐姿，但也是在练习体位时经常采用瑜伽坐姿，所以在此也进行了讲解。

10. 合趾坐 Baddhakonasana（图 1–8–10）

练习方法

合趾坐也称双脚合掌坐式。双膝弯曲，朝左右长开，脚底相贴。脚跟尽可能靠近上半身。

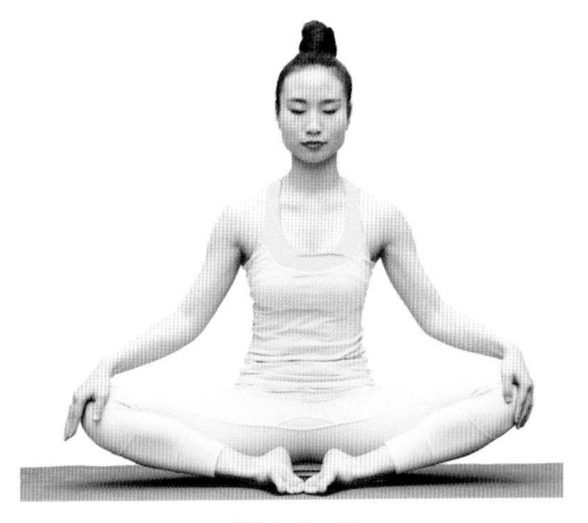

图 1–8–10

练习要点

（1）腰不好、有坐骨神经痛、骶骨感染的人不要做这个姿势。

（2）膝关节尽量靠近地面。

（3）双髋灵活，双膝打开度更大。

（4）双脚脚底相触，脚跟要靠近大腿根。

（5）这是蝴蝶式、束角式的准备姿势。

作用功效

（1）激活盆腔脏器。

（2）有利于打开髋关节、膝关节、踝关节。

（3）为完成双莲花坐做准备。

11. 正坐 Dandasana（图 1–8–11）

练习方法

正坐也称长坐、双脚前伸坐式、支柱式、棍棒式。双脚向前伸出并拢，脚踝与脚尖自然伸直，不用力。脊柱正直，向上延伸，两臂自然下垂，双手放于身体两侧。

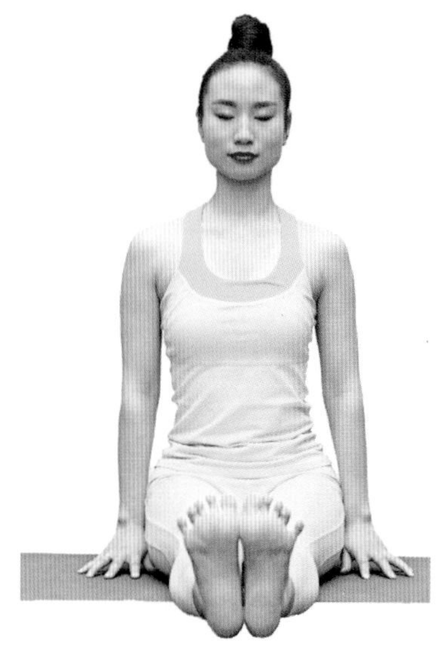

图 1–8–11

练习要点

（1）腰不好、有坐骨神经痛、骶骨感染的人不要做这个姿势。

（2）这是许多坐位姿势的起始姿势。

（3）注意脊柱要保持正直。

作用功效

（1）保持端正的姿态。

（2）加强腰腹部的力量。

四、五大元素冥想法

瑜伽冥想的训练方法有很多种，总结归纳进行划分后，按照物质五大元素进行划分，可以帮助你逐步实现对瑜伽生命能量的提升，最终感悟到冥想的最高境界。

1. 关注土元素的冥想法

静静地关注一朵花，应该是你喜欢的一朵花，也可以是一盆花，真的花更好。充满生命力的在大自然中的花朵也可。总之，可以让你停下脚步，集中你全部的注意力，长时间地观察，感受所有的美好都与你相交、相融。

石头冥想法。关注自然的石头，你可以从印度恒河边捡来鹅卵石进行关注训练。当然，你也可以在各自生活环境中找寻一块石头，最好是那些名川大河中历经冲刷洗礼的石头，通过冥想感受自然的伟大，自我的渺小，最终实现天人合一的境界。

关注一个小黑点，最好是可以在白纸上或白墙上画一个小黑点，也可以是其他任何方式的小黑点。认真仔细地观察，在黑白的二元世界里感悟生命的真谛。

观注大师的画像。可以是一位曾经在世或在世的德行高的人士。通过冥想的训练达到专注、相应。在大师的感召下，使你更加容易领悟瑜伽的身心灵合一的境界。

观注神的雕像。这在许多的宗教习练方法中多见。比如关注佛像、观音、耶稣、湿婆神等。用以帮助你开启灵性感悟之门，最终实现瑜伽的终极目标。

观注 OM 的符号。这是传统瑜伽冥想中最常用的一种，这一符号被认为具有宇宙的能量、是这个世界的反映，因此常常关注必定可以帮助你实现梵我合一的状态。

2. 关注水元素的冥想法

上善若水，关注水可以选择平静的湖面、穿流不息的河流，最好是在大自然当中的水。下雨时关注雨水由房檐落下等皆可。地球上之所以有生命，可以循环往复、生生不息都是因为有了水。水没有高低贵贱之分，它的伟大可以帮助你理解万物皆平等的道理。

3. 关注火元素的冥想法

进行烛光冥想法，也是清洁法的一种。这不仅能提高你的专注力，也能让你感受到能量的沟通与交汇，同时还是对内在真我的探索过程。你可以体验在你心中的那盏常亮不息的内在智慧之光，这也是真我的光。

观日冥想法。关注出升的太阳或日落的太阳，可以结合眉心契合法来进行练习。这时的阳光是柔和的，不会刺伤你的眼睛，当你观察一段时间之后就要闭上眼睛，感受眉心上方空间的地方，太阳继续地呈现出来。

观月冥想法。常用观满月，方法与观日相似。月光更加柔和，可以帮助你实现对眉心轮的训练。

关注微弱的灯光。这也是可以采用的方法，最好是一个小小的亮点。帮助你集中注意力，实现对精微能量的感悟。

关注火的训练。可以是火把，也可以是火堆，总之，火是能量的象征，关注时注意体会身体内外能量的沟通融汇。

4. 关注风（气）元素的冥想法

关注呼吸的冥想法。采用一个舒适的冥想坐姿，细心地聆听自然呼吸的声音，吸气有如“嗖”，呼气如“哈姆”。体会呼与吸之间停顿的那个空间。这就是真我的空间。帮助你体会心神宁静的状态。

感受冷与热的冥想训练法。试着在放松的状态下感受对冷与热的体验。不断训练，将你的感官回撤，最终帮助你战胜对冷与热的反应，增强身体的觉察力与感知力，帮助提升生命能量。

5. 关注以太（声音）的冥想法

聆听河水的声音。印度人会聆听恒河的河水声，这是他们的母亲河，聆听这个声音好像是在聆听母亲的召唤。一切是那么的安静祥和。

那达声音冥想，用大拇指堵住耳朵，其余手指自然扶住头部，仔细聆听身体内的声音，专著在一个声音上，当这个声音变得越来越大时再去换另一个声音。

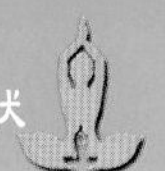

以此类推，这声音可能是鸟叫，也许是虫鸣、风声等。这个训练有助于达到身心平静的状态。

奥姆语音冥想法。可以聆听这个语音，也可自己唱诵或一起唱诵，让声音传遍整个身体，全身心去感受。可以在唱诵三遍或更多遍之后闭上嘴，心中默默唱诵。这个练习对于心灵的震动非常大。长期练习之后，心中会自然充满“OM”。这一语音也是所有语音冥想中最重要的一种，是所有语音的代表。其象征自我与至上意识的结合、统一。

第九节　瑜伽放松休息术

放松休息术是瑜伽中很重要的内容，我们练习体位就是为了追求最终彻底的松弛，感觉不到身体的存在。现代生活中很多人由于工作和生活的压力大，已经不能够进行自我调节放松了。过度的紧张或长期生活在压力之下，导致暴饮暴食、失眠焦虑的现象，许多人由此患上各种疾病。瑜伽训练，无论是进行体位、呼吸还是其他的训练，其实简单来讲就是为了追求身体与心灵的放松。要达到自我调节放松，从医学角度来讲就是要使人体植物神经系统正常。对于这一点，瑜伽放松术是非常有效的方法之一。瑜伽放松术的试验证明，一个人进行 15 分钟的休息术训练相当于进行了两个小时的睡眠。这就像给手机每天充电一样，人体每天也需要进行积极的“充电”休息（图 1–9–1），本节我们就重点给大家介绍瑜伽放松休息术。

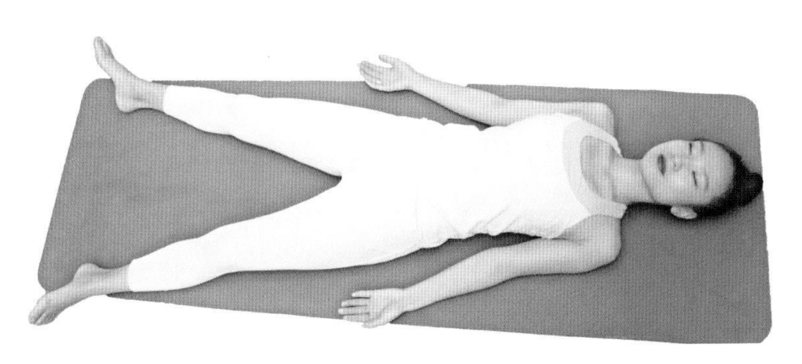

图 1–9–1

一、一分钟快速放松术

这种放松方法可以使我们的身体在1～2分钟内快速放松下来，是很特殊的练习，系统地刺激每一组肌肉，使其很快放松。方法是先使肌肉完全收紧，观察身体在完全收紧后的感觉，再完全放松下来，通过比较，我们便很容易找到身体放松下来的感觉了。

练习方法

（1）平躺，双手手指并拢，掌心向下置于体侧，头、颈、背在一条直线上。

（2）吸气，同时收紧脚趾、脚踝、双脚、小腿、膝盖、大腿、臀部。按顺序一个部位一个部位地收缩，吸气过程完成时下肢的收紧也完成。

（3）呼气，向内收缩腹部，同时双手抬起至头顶，收紧指尖到肩膀的肌肉。

（4）吸气，扩张胸部、肩膀、颈、脸。收紧全身肌肉，用力收紧，直到全身的肌肉完全收紧。

（5）呼气，同时完全放松全身。

持续时间

1～2分钟。

意念控制

意念放在肌肉的收紧和放松上。

不宜人群

高血压、心脏病、疝气、胃溃疡、严重糖尿病人群。

作用功效

非常好的准备练习，帮助我们更好地理解与练习快速放松术和深度放松术。

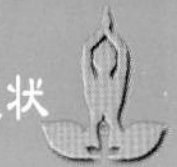

对背痛、高血压（不要屏息，也不要过于用力）有好处。

二、快速放松术

练习方法

（1）采用仰卧放松的姿势，即平躺。为了减少背部与地面间的空隙，我们可以屈膝抬起双脚，使其靠近胸腹部。

（2）之后，慢慢放下臀部、双腿，然后双脚慢慢地向前滑动，伸直双腿，使背部完全贴在地板上。

（3）双腿分开 20 ~ 30 厘米，双手放在身体两侧，距身体 45 厘米左右，掌心向上。

（4）再调整一下头的位置，抬起头再放下来，左右晃一下，使头部非常舒适地放在地板上。如果还是感觉不舒服，可以在头下放一个垫子或头倒向一侧，直到你全身感觉舒适为止。

（5）观察平躺在地板上的身体，感觉腹部随着呼吸一起一落，腹部的起伏随着呼吸逐渐变缓且有规律。

（6）吸气时，腹部像正在充气的气球一样慢慢向上隆起。

（7）呼气时，腹部像正在泄气的气球一样慢慢瘪下去，专注地观察呼吸一段时间。

（8）接下来，呼气时，浊气及废气都被排出体外，身体格外地轻松。吸气时，随着新鲜的空气进入身体，感觉活力逐渐充满全身。

（9）最后，感觉身体变得非常轻盈、大脑非常清爽、身体充满活力，并且全身是非常松弛的感觉。

持续时间

5分钟左右。

练习顺序

放在体位和调息、体位和契合或契合和调息之间做。

作用功效

（1）放松全身，精神充沛并充满活力。

（2）瑜伽治疗中用于治疗糖尿病、缓解压力。

（3）对背痛、高血压（不要屏息，也不要过于用力）有好处。

三、深度放松术

练习方法

（1）采用仰卧放松式，即平躺。为了减少背部与地面间的空隙，我们可以屈膝使其靠近胸部。

（2）之后，慢慢放下臀部、双腿，然后双脚慢慢地向前滑动，伸直双腿，使背部完全贴在地板上。

（3）双腿分开20 ~ 30厘米，双手放在身体两侧，距身体45厘米左右，掌心向上。

（4）再调整一下头的位置，抬起头再放下来，左右晃一下，使头部非常舒适地放在地板上。如果还是感觉不舒服，可以在头下放一个垫子或头倒向一侧，直到你全身感觉舒适为止。

（5）闭上双眼，按引导词一步一步地放松身体。

（6）首先，把意念放在脚趾尖，让放松的感觉从脚趾尖开始向上，慢慢传

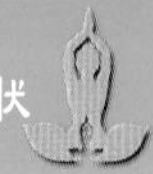

到脚趾、脚掌、脚踝，双脚完全松弛下来。然后放松小腿肌肉、膝盖、大腿、臀部，双腿从脚趾到臂部完全松弛下来。双腿变得非常的轻。

（7）再次把意念放在放在手指尖，让放松的感觉从手指尖开始向上，慢慢传到手指、手掌、手腕、手臂、肩部、腹部、胸部，然后感觉脊柱一节一节地松弛下来。感觉上身变得非常轻。

（8）最后把意念放在喉咙处，让放松的感觉从喉咙开始向上，慢慢传到下巴、牙齿、舌根、舌头、嘴唇、颌骨、双颊，始终保持平和的微笑。放松鼻子、眉心、前额、耳朵、头皮、后脑勺。感觉头变得非常轻。

（9）现在，全身从头到脚完全放松下来，放松，深深地放松全身。

持续时间

10 ~ 20 分钟。

练习顺序

放在瑜伽练习的最后。

作用功效

如果认真练习，对全身心的放松效果非常好，能很好地缓解压力，使身体重获活力，使神经系统、内分泌系统更加协调。

第十节　瑜伽饮食

瑜伽倡导的饮食方式是我们提倡瑜伽生活方式最为重要的一个环节。要想增进瑜伽练习的效果就必须采用瑜伽的饮食原则。许多人担心进行瑜伽的饮食会导致营养不良，事实上对于我们现代人来讲，我们生病的很多原因不是由于营养不良，而是由于饮食过量、不合理所致。就如瑜伽中讲的我们生病的两个主要原因：一个是由于想得多，另一个就是吃得过多所致！这一观点和医学上讲到的“病从口入”的观点达成了某种契合。

谈到吃得多会导致疾病，相信很多人都非常清楚。如高血压、肥胖症、糖尿病等都属于富贵病，生活改善使我们吃了过多的食物，而由于饮食结构不合理，导致疾病的产生。饮食会影响我们的情志甚至性格，这些都将在本节阐释给大家。

关于瑜伽的断食法，和中国道家的“避谷”相似。自然界的动物可以良好地繁衍生存，很重要的一个原因就是动物经常会面临没有食物、饥饿的状态。而此时对于人来讲，我们的器官机能可以休息，人的精力反而更加旺盛。就像我们大家刚吃饱饭会犯困，而饥饿时精力会集中一样。

本节我们就将详细地阐释瑜伽的科学饮食观。

一、瑜伽饮食与宇宙力量

瑜伽视宇宙为一体，万事万物都是宇宙本体的显现，所有万物的内在都存在着宇宙运行的势能。宇宙运行势能有三种：悦性力量、变性力量和惰性力量。悦性力量赋予万物富有生机、快乐和喜悦；变性力量赋予万物不定善变；惰性力量赋予万物慵懒、怠惰与死亡。此三种力量对宇宙本体束缚而造成精细、粗钝不同的万物。因此所有的食物中这三种力量以不同的比例存在着。

二、食物的分类

瑜伽理论中，根据食物中所含的悦性力量、变性力量和惰性力量的多寡，及人类食用后对身、心、灵的影响，将食物分为悦性食物、变性食物、惰性食物。

悦性食物：富有悦性力量的食物称为悦性食物，食用后极易消化，在体内不易堆积尿酸及毒素，消化后产生的能量使身体变得健康轻松且精力充沛，使身心变得精细、自律、喜悦，同时产生博爱、希望和怜悯的胸怀，让心灵处于平和与稳定。有种观点认为，经常食用悦性食物可以使身体变得柔软。悦性食物包括所有谷类及其制品如米、麦、玉米、面包、不含蛋小西点、大麦、燕麦、水果、大多数的蔬菜、牛奶、乳类制品、豆类、坚果、大豆制品（如豆腐、豆浆）、温和

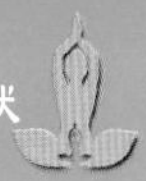

的香料等（图 1–10–1）。

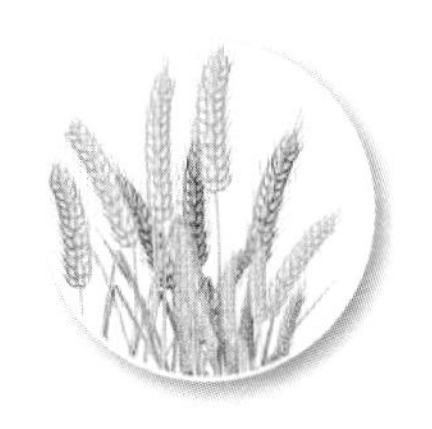
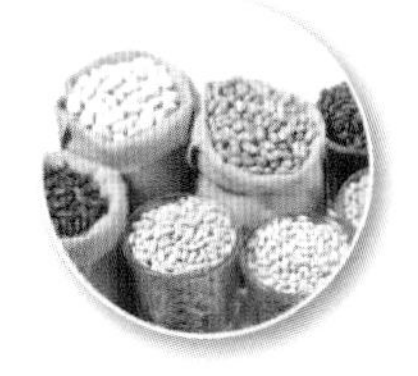
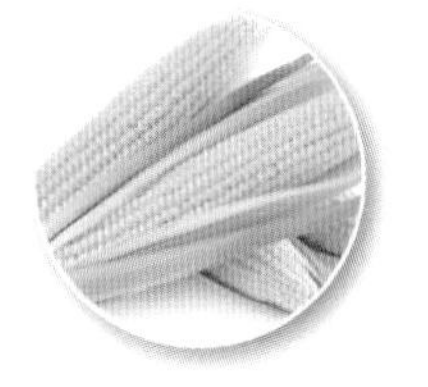
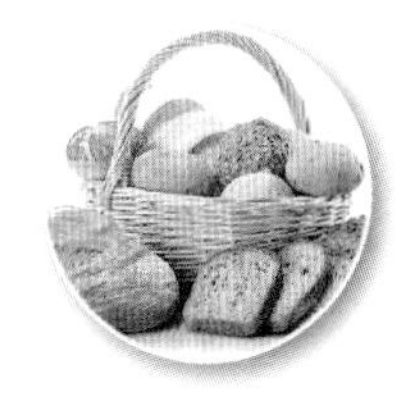

图 1–10–1

变性食物：富有变性力量的食物称为变性食物，食用后产生的能量会使人身心变得好动，若食用过多，会使人变得过分积极、烦燥不安，甚至产生憎恨、忌妒、沮丧、愤怒、恐惧等情绪而失去镇静平和。有种说法认为，常食此种食物容易使人变得迟钝甚至呆傻。变性食物包括有咖啡、巧克力、浓茶、强烈的调味品、泡菜、海带、可可、白萝卜、菇类、菌类、酱油、芥末、蒜、可口可乐、汽水。陈腐的食物、放置过久的食物或饮食过量、加工过度的食物也为变性食物（图 1–10–2）。

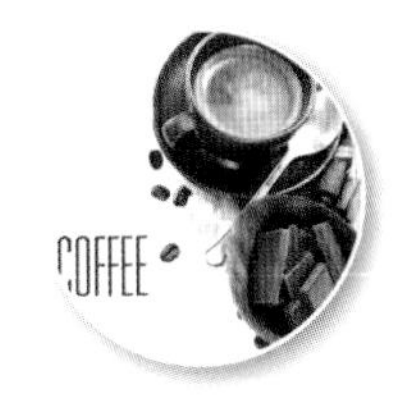

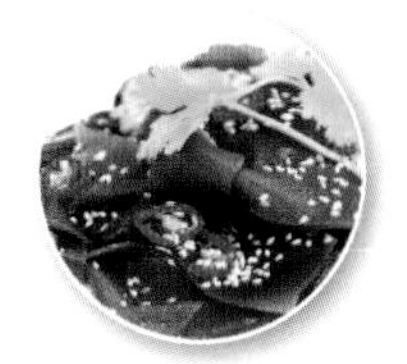
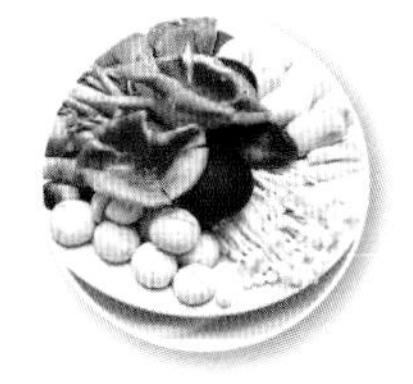
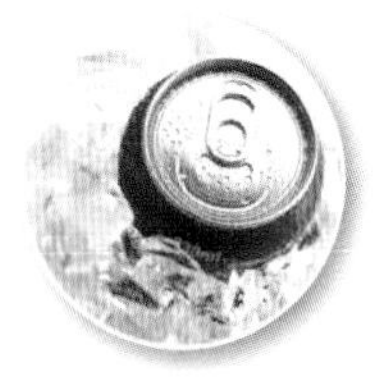

图 1–10–2

惰性食物：富有惰性力量的食物称为惰性食物，食用后产生的能量使人嗜睡、昏沉、不安，身体易生倦怠、生病，身心变得粗鲁，产生慵懒和不可遏止的欲望，缺乏生命力和开创力。常食此种食物容易使身体变得僵硬。惰性食物包括所有的肉类、鱼、蛋、麻醉性饮料、酒、烟、鸦片、大麻烟、麻醉品（图 1–10–3）。

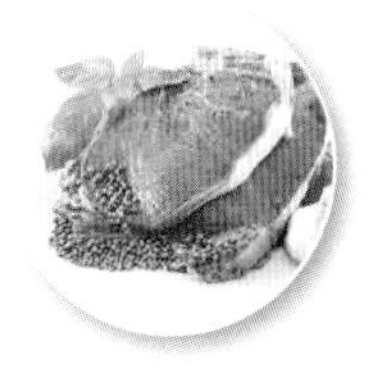
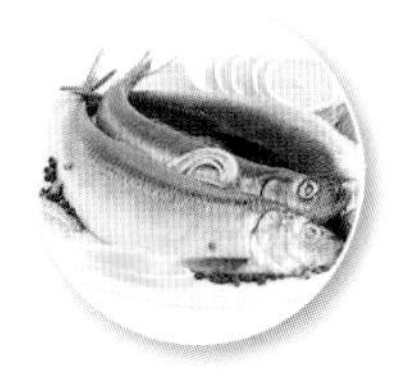
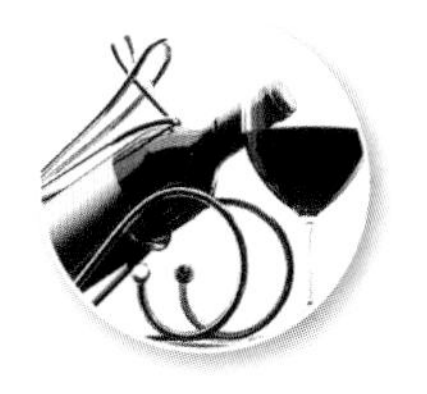
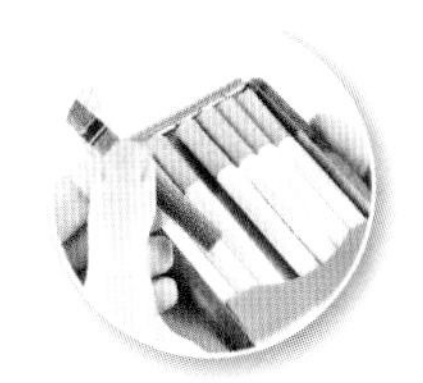

图 1–10–3

悦性食物、变性食物、惰性食物的分类并非一成不变的，会随着气候、地域、个人身体状况而变，如气候寒冷的地方，变性食物变为悦性食物，惰性食物变为变性食物。

三、食物对人的影响

食物在人体内经过一系列的消化吸收，由乳糜、血液、肌肉、脂肪、骨骼、骨髓，到精华液，成为身体的细胞、组织和系统，同时也提供机体活动所需要的能量。饮食、空气、水、身体机能、心情都会影响身体能量的转换，其中以能量的原料——食物影响最大，悦性食物最容易转换成悦性力量，变性食物容易转换成变性力量，惰性食物容易转换成惰性力量，因此食物的摄取将直接影响到人的健康、体态、心理和灵性等状态，所以整体瑜伽的锻炼，除了练习瑜伽体位法健全身体机能外，还需要注意饮食的摄取。

四、食物的选择

瑜伽中认为，万物从最粗钝的物质，到单细胞生物的心灵，到较进化物种的心灵，它们都是至上意识在不同阶段的显现，因此在选择食物时除了考虑对自身的影响外，也要考虑到对万物的和谐及对万物个体心灵的影响，因此瑜伽中建议我们选择食物时：

（1）多吃悦性食物，少吃变性食物，不吃惰性食物。

（2）多吃含叶绿素的蔬菜与水果。

（3）尽可能地选择意识发展比较低的物种为食物。

要宰杀已有意识或意识尚未发展的动物之前，先考虑一下不杀取这些动物时，生命是否也能健康地继续。

第二章

禅瑜伽健身 72 式分步图解

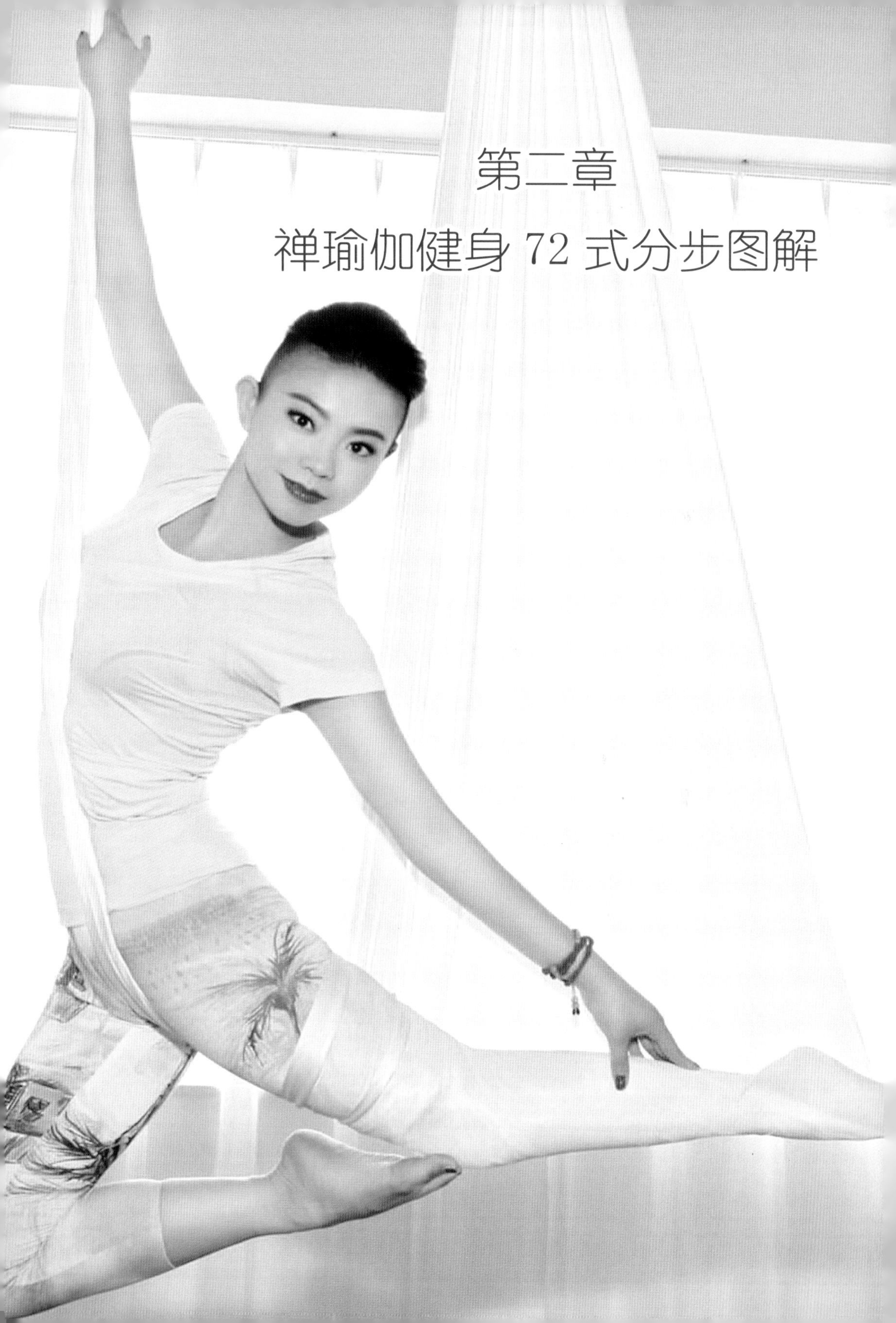

第一节 站姿起始的瑜伽体位

山式
弓箭式
摩天式一
摩天式二
摩天式三
风吹树式
铲斗式
蹲式
增延脊柱伸展式
直角式
幻椅式

双角式
脊背式
战士第一式
战士第二式
战士第三式
三角伸展式
三角转动第一式
三角转动第二式
三角转动第三式
侧角伸展式
树式

半莲花树式
鸟王式
鸵鸟式
前屈式
加强侧伸展式
叭喇狗式
钟摆式
站立锁腿式
背式

山式

Samasthiti

难度系数 / 1.0

有助于身体保持正确体态；使精神集中安定。

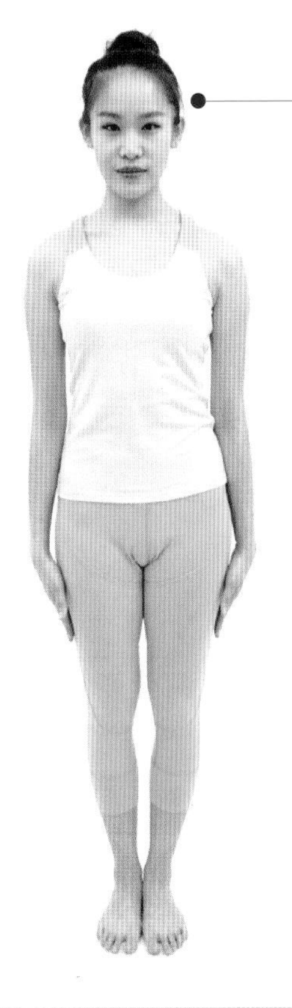

可以在每次吸气时，感受头顶引领全身不断地向上伸展，呼气时，感觉整个身体的稳定、平静。还原时，呼吸和身体自然放松。

练习方法

站立，双脚、双腿并拢，充分伸直双膝，收紧大腿、臀部肌肉，尾椎向内收，整个腰背部立直，向上延伸，胸腔向上伸展，双肩向后展开、自然下沉，双手臂在体侧伸展，手指伸直，中指不断向下延伸，颈部放松，双眼平视前方固定点，保持均匀的呼吸。

弓箭式

Akarna dhanurasana

难度系数 / 1.1

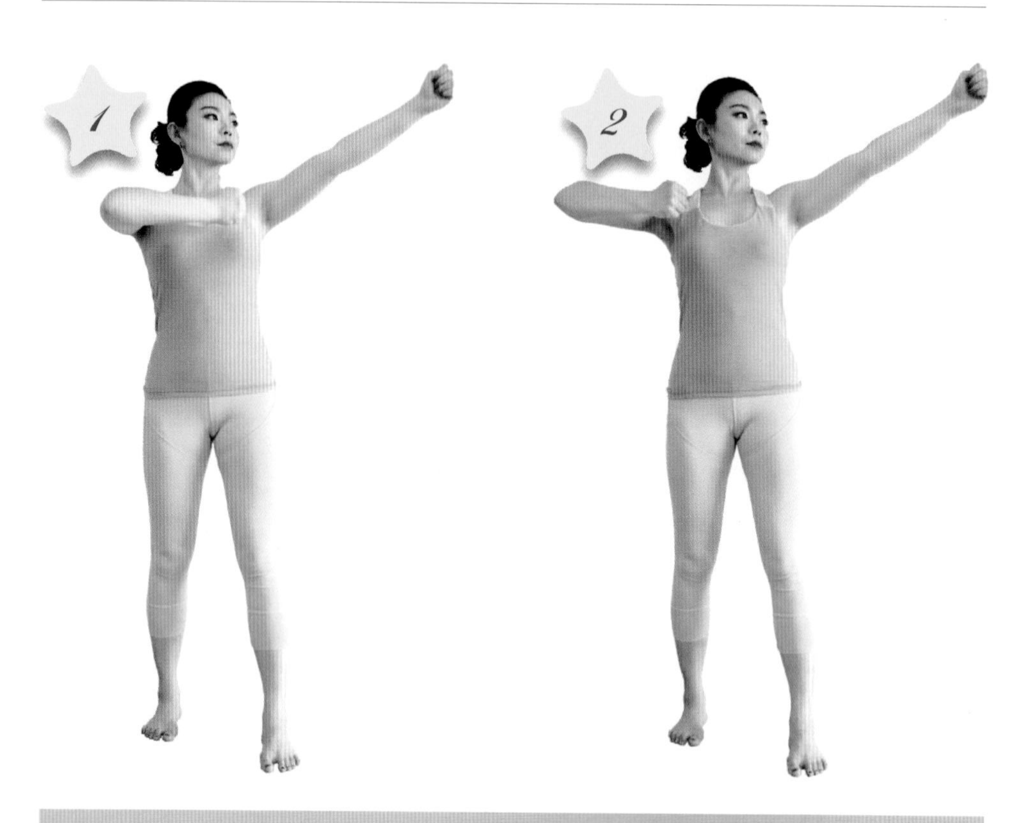

练习方法

（1）站立，双脚分开同肩宽，左脚向左前方迈一小步，身体重心在双脚之间，上身与左脚尖同方向，吸气，双臂向左前方伸展，左手与眼睛同高，大拇指在内、四指在外握拳。

（2）呼气，右拳向后拉，弯曲肘关节，右拳至右肩旁，双眼看向前面的左手方向，保持均匀的呼吸。吸气，右臂还原向前，展开双掌，呼气，收回左脚，双臂放回体侧。放松后，进行另一侧的练习。

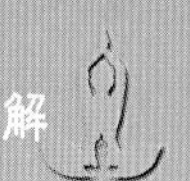

摩天式一

Tadasana 1

难度系数 / 1.3

促进血液循环以缓解肩紧张，
增强腰背力量，激活脊柱神经，间接伸展下肢。

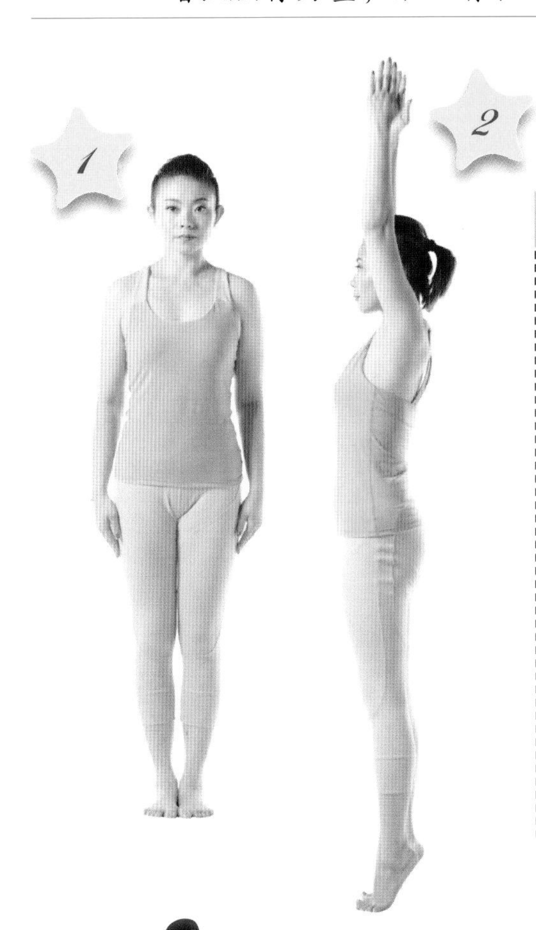

练习方法

（1）山式站立。

（2）吸气，双手指尖带动双臂由前向上伸展，上臂贴耳，同时带动整条脊柱向上延伸，双眼关注前方固定点，呼气，肩部放松下沉，再次吸气，双脚跟尽量向上抬起，身体重心在脚前掌靠近大脚趾的部位，保持时均匀地呼吸，还原动作时，呼气，有控制轻轻地放落脚跟，同时两臂由身侧放落。

练习禁忌

心脏病、血压高患者小心练习。

摩天式二

Tadasana 2

难度系数 / 1.6

促进血液循环以缓解肩紧张，
增强腰背力量，激活脊柱神经，间接伸展下肢。

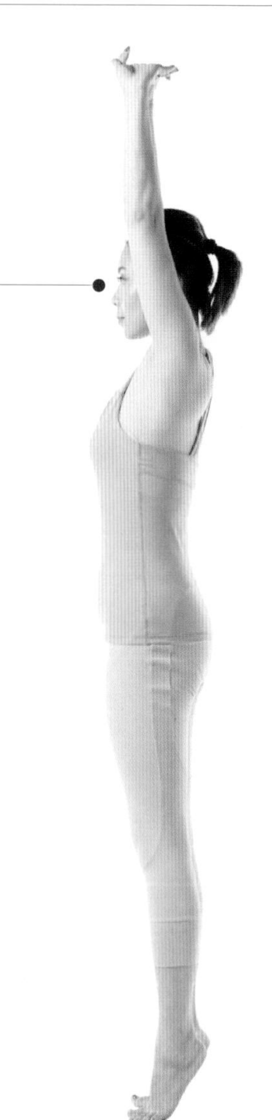

如保持不好平衡，可双眼平视前方。

练习方法

山式站立，双手十指在体前交叉，翻转掌心向下，吸气，双臂由前向上引领脊柱延展，上臂贴耳，双肩充分打开，呼气，仰头，眼睛看手，吸气时，向上抬起脚跟，保持均匀的呼吸。还原时，放落脚跟，吸气，头回正，呼气，松开手，双臂放落回到体侧。

练习禁忌

心脏病、血压高患者小心练习。

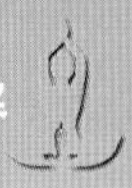

摩天式三

Tadasana 3

难度系数 / 2.8

促进血液循环以缓解肩紧张，
增强腰背力量，激活脊柱神经，间接伸展下肢。

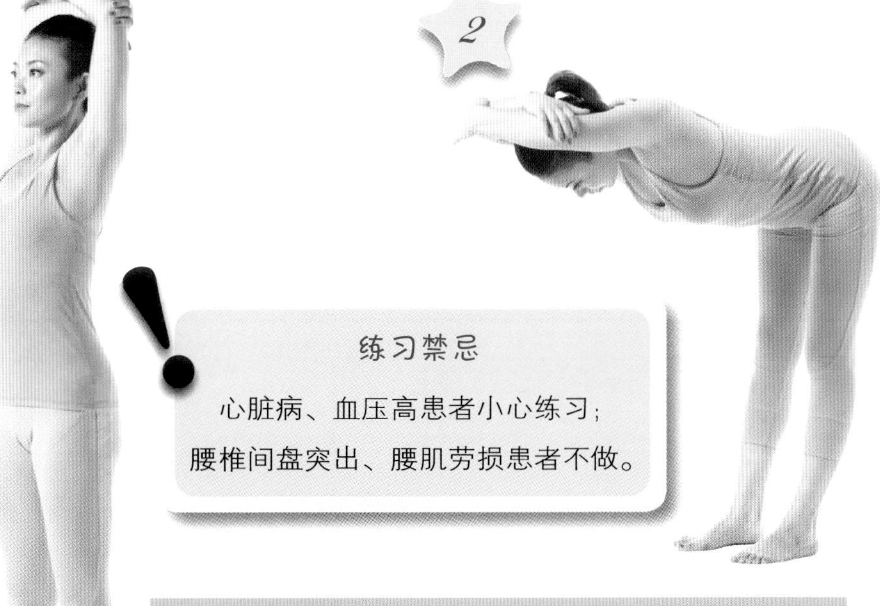

练习方法

（1）先完成摩天第二式，呼气，脚跟放落，弯曲双肘，手抓住对侧的肘关节。

（2）自腰部弯曲，向前、向下到上体与地面平行，保持均匀地呼吸，吸气，抬起上体，向上伸展双手臂，呼气，手臂打开平行于地面，手心向上，吸气，手臂再次向上抓住对侧肘关节，重复练习 2 ~ 3 组，最后随呼气手臂放落回体侧，放松。

风吹树式

Tiryaka tadasana

难度系数 / 1.4

向两侧柔软脊柱，消除侧腰部、手臂的多余脂肪。

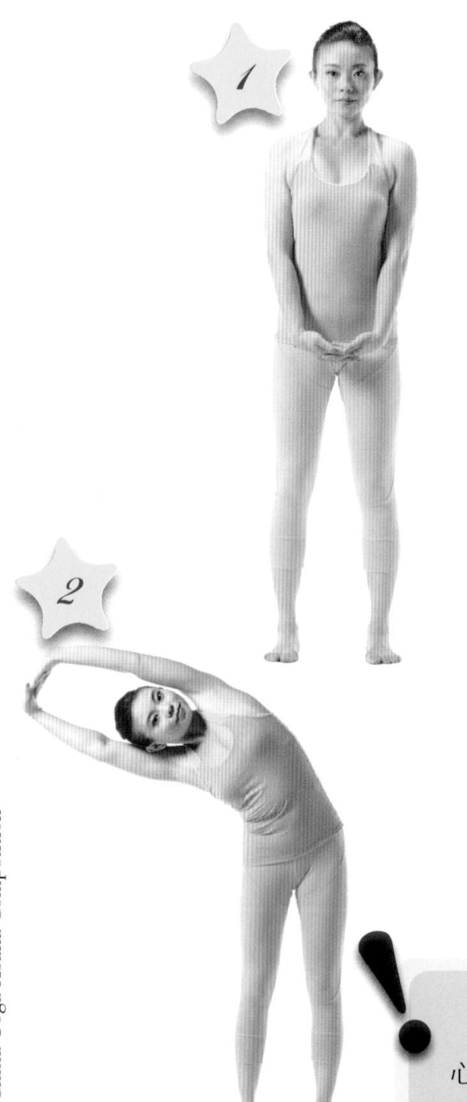

练习方法

（1）站立，双脚并拢或分开同肩宽（脚分开更容易），双手十指在体前交叉，翻转掌心向下。

（2）吸气，双臂由前向上引领脊柱向上延展，上臂贴耳，呼气时，弯曲脊柱向右，双眼向上看向天花板，双臂始终伸直，保持自然的呼吸，体会在呼气时身体的进一步侧弯，吸气，身体向上直立，呼气，脊柱反方向侧弯，同样方法保持与另一侧同样的时间，之后吸气，身体向上直立，呼气，双手松开放落回体侧。

练习禁忌

心脏病、血压高、腰部有疾患者小心练习。

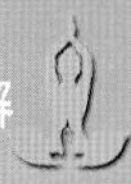

铲斗式

Utthita lolasana

难度系数 / 1.5

柔软脊柱，促进上肢、肩颈及胸腹腔的血液循环，拉伸下肢韧带。

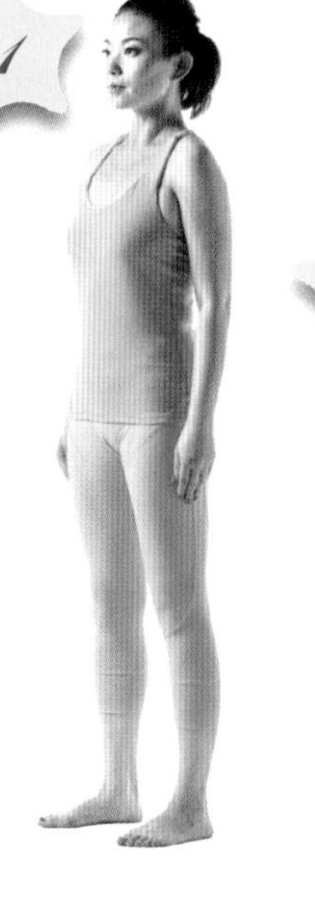

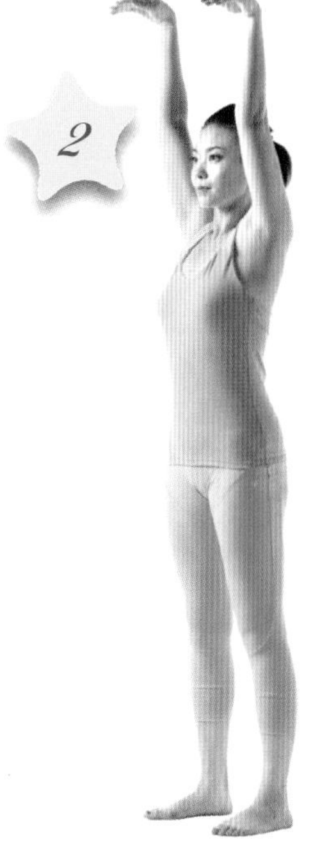

练习方法

（1）站立，两脚分开略宽于肩。

（2）手臂由前向上举过头顶，手腕放松，吸气，脊柱充分伸展。

（3）呼气，上体快速前屈，在两腿之间自然摆动 3 ~ 5 次；还原时，吸气，慢慢抬起上体；可重复练习 2 ~ 3 组，最后呼气，手臂由两侧放落。

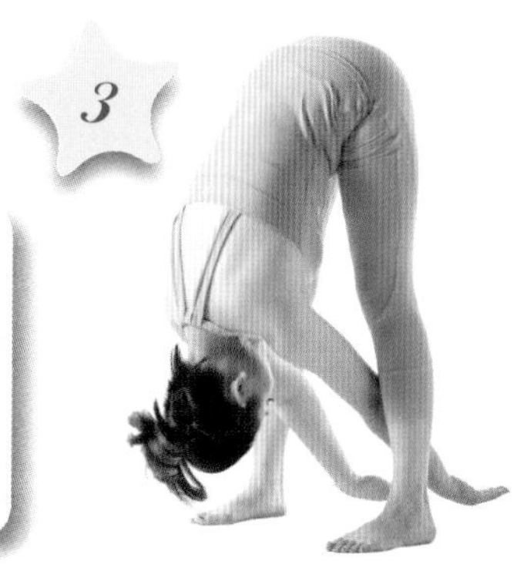

练习禁忌

腰椎有疾患者不宜练习；心脏病、血压高、颈椎病、脑血管疾病患者小心练习。

蹲式

Utthanasana

难度系数 / 2.0

重点锻炼下肢肌肉。

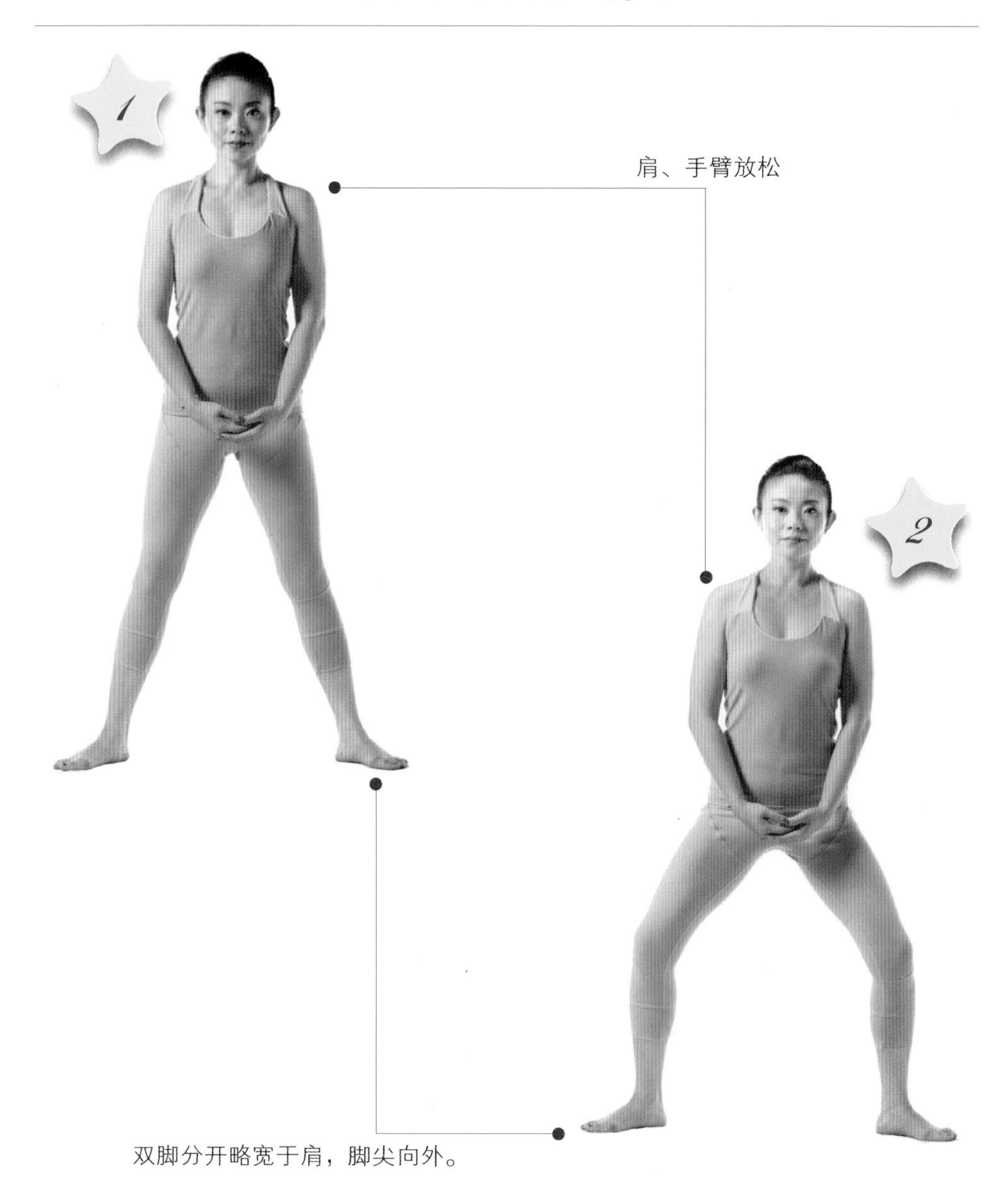

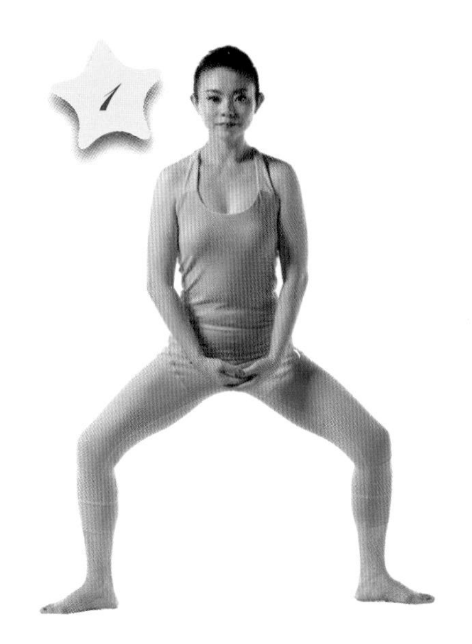

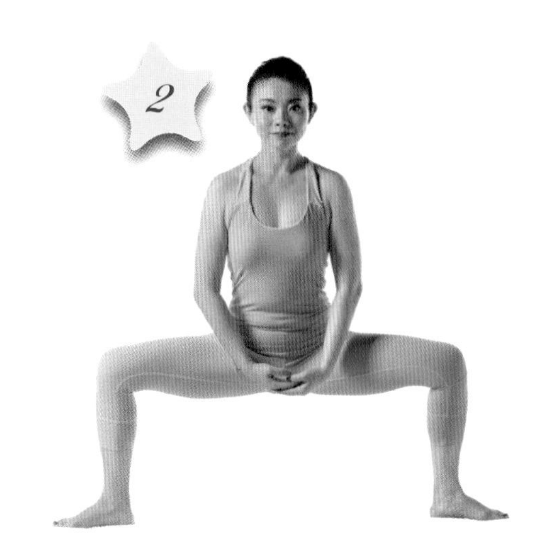

练习方法

（1）双脚分开略宽于肩，脚尖向外，双手交叉在体前，肩、手臂放松，吸气，身体向上伸展。

（2）呼气，弯曲双膝，下蹲30°，保持均匀的呼吸，上身始终向上直立伸展；吸气，身体向上还原。

（3）呼气，再次下蹲60°，同样方法保持；吸气，直立身体。

（4）呼气，继续下蹲，使大腿平行地面，保持时，上半身直立伸展，收紧腰背部，吸气，身体直立；呼气，最大程度下蹲，保持时髋关节充分向外展开，回复时，吸气，向上还原直立起身体，呼气，松开双手回到体侧，放松。

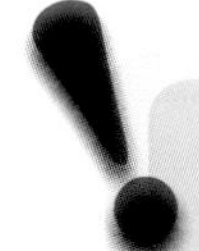

练习禁忌

高血压、心脏病患者适宜进行30° 练习；膝关节受伤者不宜练习。

增延脊柱伸展式

Uttanasana

难度系数 / 1.8

伸展脊背及双腿后侧，滋养头颈部。

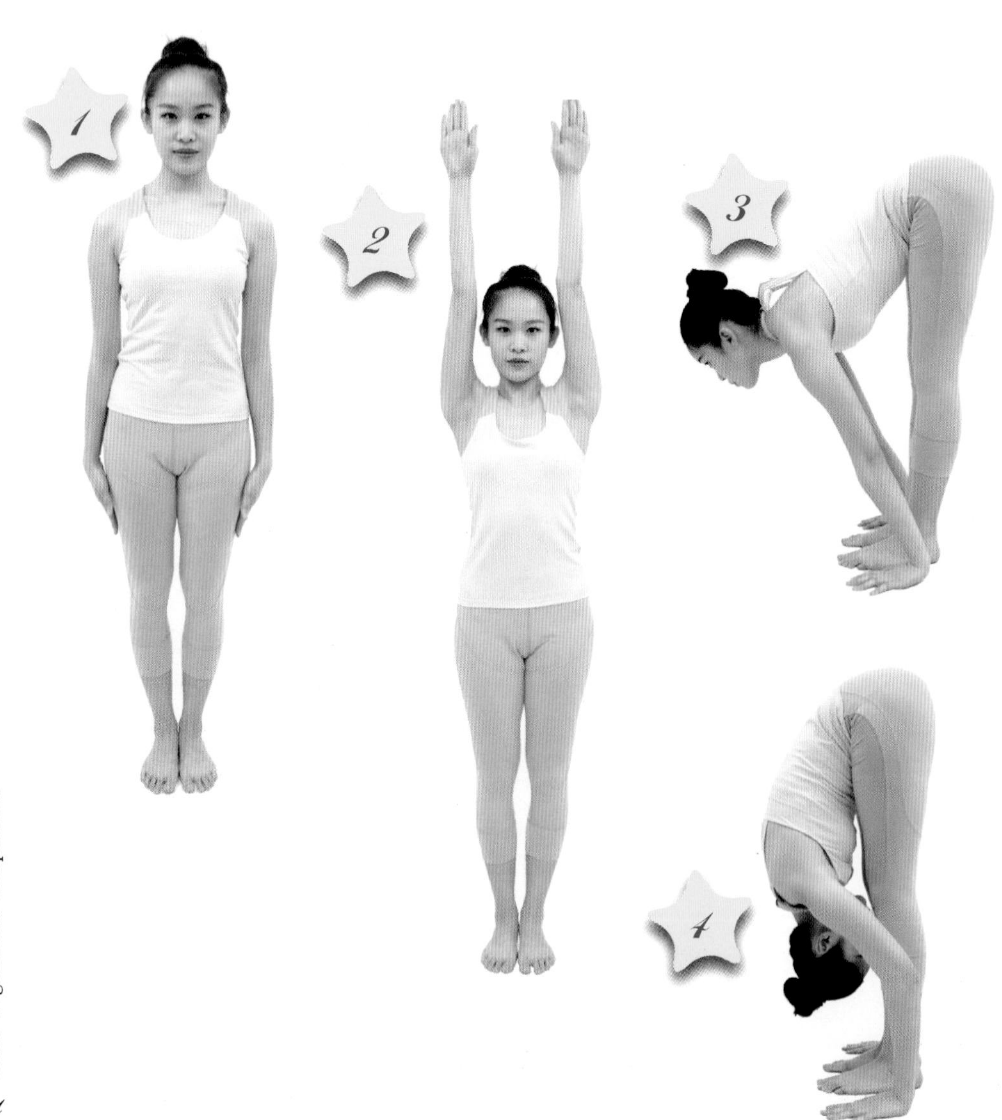

练习方法

（1）站立，两脚并拢。

（2）吸气，手臂由前向上举过头顶，稍稍向后收紧肩、上背部。

（3）呼气，身体向前、向下弯曲，直至手掌落到脚两侧的地面上。吸气，双手固定不动，抬头，背部收紧，尾椎上翘，眼睛尽量看向前方，拉直肘关节、肩部，保持呼吸稳定。

（4）呼气，腰背放松，双臂自然弯曲，头部尽量触及膝盖或小腿。还原时吸气，手臂向上伸展，带动上身回正，呼气，手臂放落。

练习禁忌

高血压、心脏病患者适宜进行30°练习；膝关节受伤者不宜练习。

直角式

Samakonasana

难度系数 / 3.0

加强腰背部肌肉，增进上背部血液循环，
收紧大腿前侧肌肉，可伸展双腿后侧。

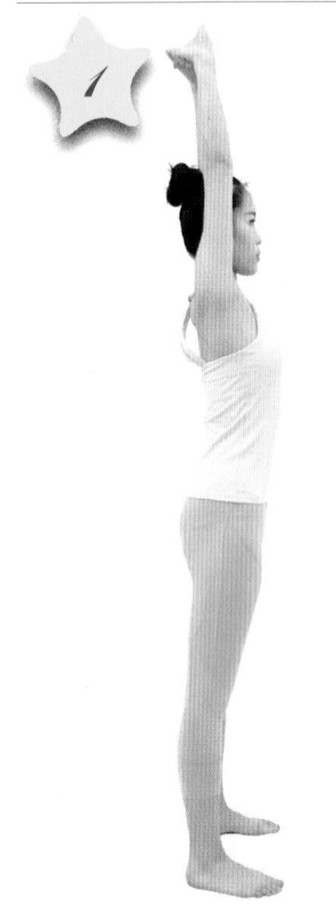

练习方法

（1）站立，双脚并拢或分开同肩宽，双手十指在体前交叉，掌心向下，眼睛可始终追随移动的双手，吸气，手臂由前向上伸展到头上方。

（2）呼气，自腰部弯曲向前、向下到上身与地面平行，腰背部收紧，手臂向上、向前伸展，保持自然的呼吸（可移动重心至前脚掌，加强下肢的伸展）。还原时，吸气，抬起手臂、上体，头部回正，呼气，手臂放落回到体侧放松。

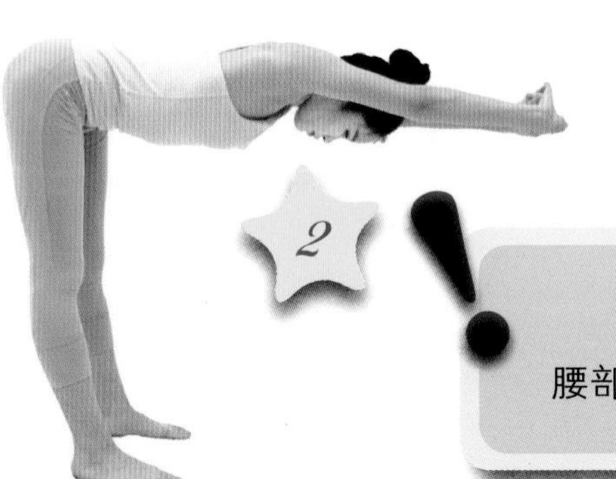

练习禁忌

腰部有问题、心脏功能弱者小心练习。

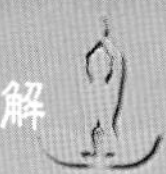

幻椅式

Utkatasana

难度系数 / 3.3

加强下肢力量，
同时强壮腰背部肌肉，并对腰肌劳损、椎间盘突有益。

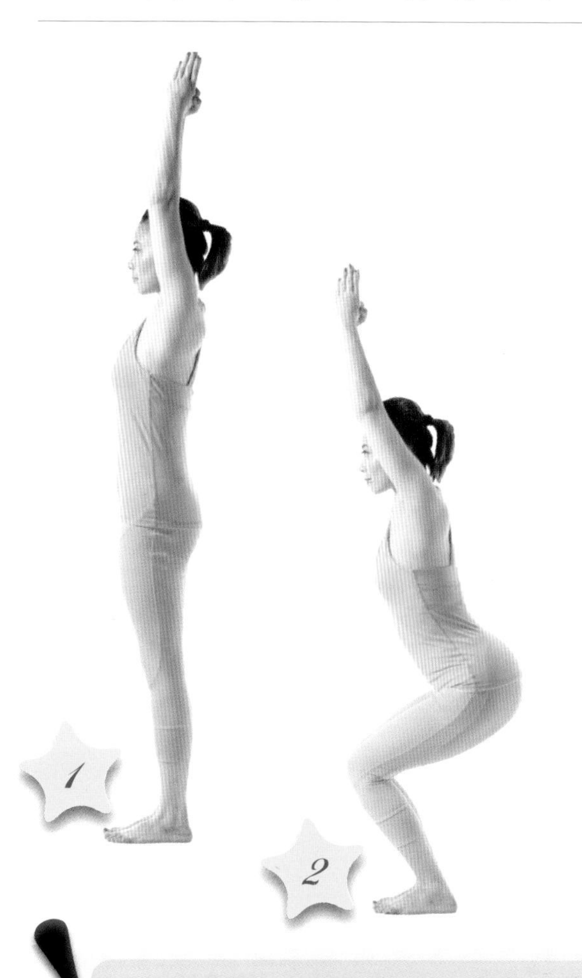

练习方法

（1）站立，双脚并拢，吸气，手臂由前向上伸展，双手在头上合掌。

（2）呼气，弯曲双膝向下，膝关节不要超过脚尖，最终可以做到大腿平行于地面，手臂向后用力向上伸展，腰背部收紧，保持均匀的呼吸。还原时，吸气，起身伸直双膝，呼气，手臂由两侧放落。

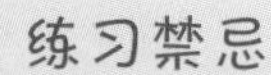

练习禁忌

心脏病功能不好、腰部有问题者小心练习；如在发病期不练习。

双角式

Dwi konasana

难度系数 / 3.0

充分伸展灵活肩关节；
引领血液流向颈部、面部，滋养这些部位，也有助于使大脑清醒。

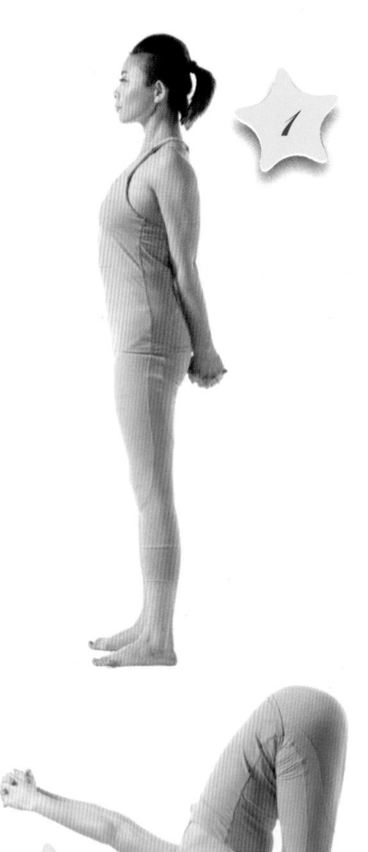

练习方法

（1）站立，两脚分开同肩宽，双手在背后十指相交，吸气，双肩向后展，稍仰头，手臂向后、向下拉展双肩。

（2）呼气，自腰部弯曲向前、向下，双手臂向后、向上伸展拉动双肩，保持均匀的呼吸，肩关节要放松，保持身体的稳定。还原时，吸气，抬起头部，收紧腰背肌肉，缓慢地带动身体回正，呼气，手臂自然放落放松。

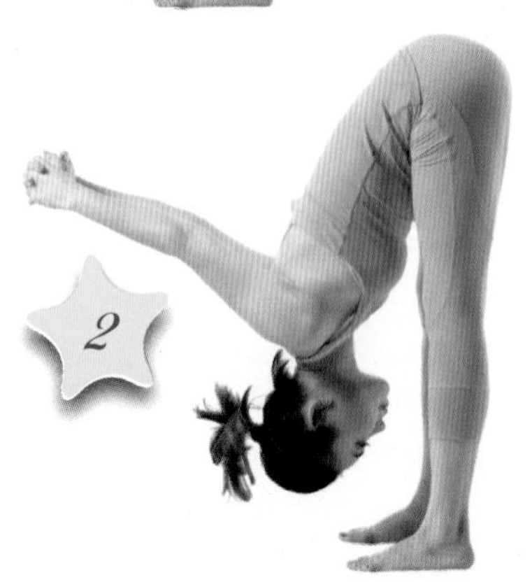

练习禁忌

腰部有问题者、高血压、心脏病患者不宜练习。

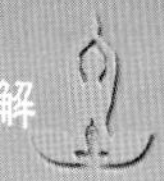

脊背式

Kati chakrasana

难度系数 / 3.0

加强腰背部力量，促进肩颈处血液循环，充分地伸展下肢。

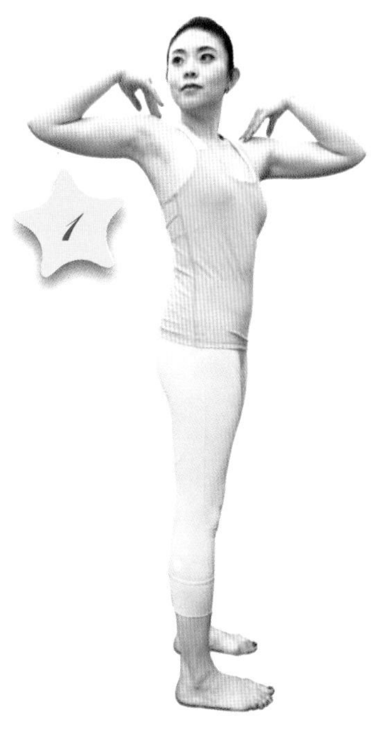

练习方法

站立，两脚分开与肩宽，吸气，手臂由两侧抬起平行地面，手指触双肩，大臂抬起成一条直线。

（1）第一式，接上，呼气时，身体自髋部扭转向右向后，双脚保持不动，双膝伸直，眼睛顺着右臂向后看，吸气，向前回正，呼气，转向另一侧，吸气，回正。

（2）第二式，接上，呼气，身体转向正右方，自腰部向前、向下前屈，与地面平行，身体重心在两脚之间，眼睛平视前方，保持时均匀地呼吸，吸气，身体向上直立，转回正前方，呼气，进行另一侧的练习。

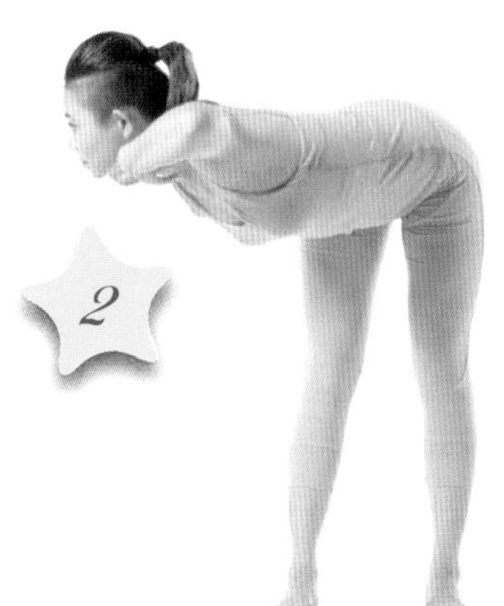

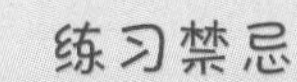

练习禁忌

腰部有疾病者不宜练习第一式；

心脏有疾病者不宜练习第二式。

战士第一式

Virabhadrasana 1

难度系数 / 1.8

强壮四肢，放松颈部、腰部。

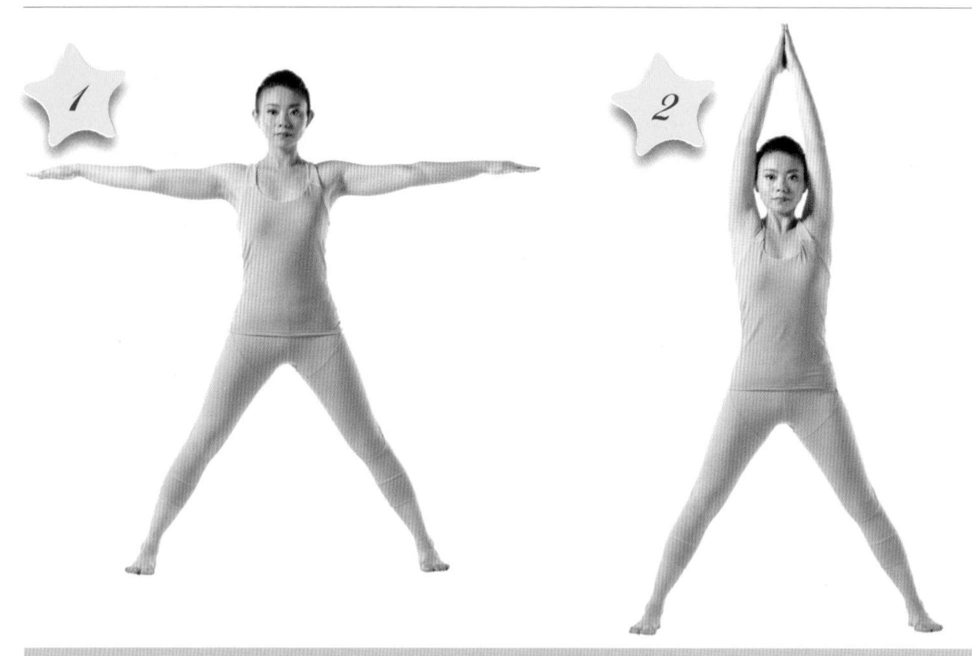

练习方法

（1）站立，双腿分开约一步半的距离（按自身情况找到适合的距离）。

（2）吸气，双臂由两侧向上伸展，双手在头顶合十，上臂贴近头部。

（3）呼气，右脚右转 90°，左脚稍内转，整个身体都转到正右方，弯曲右膝，小腿垂直于地面，大腿平行于地面，身体重心在双腿之间，上身向上伸展。

（4）呼气，仰头看手（如身体不稳定，让双眼平视前方），可用腹式呼吸来停留保持，回复时，吸气，头回正，伸直左膝，呼气，身体转回前方，松开双手放落到体侧稍放松后，进行另一侧的练习。

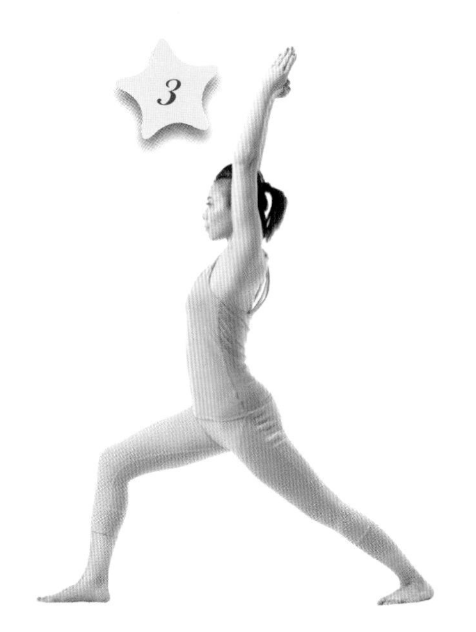

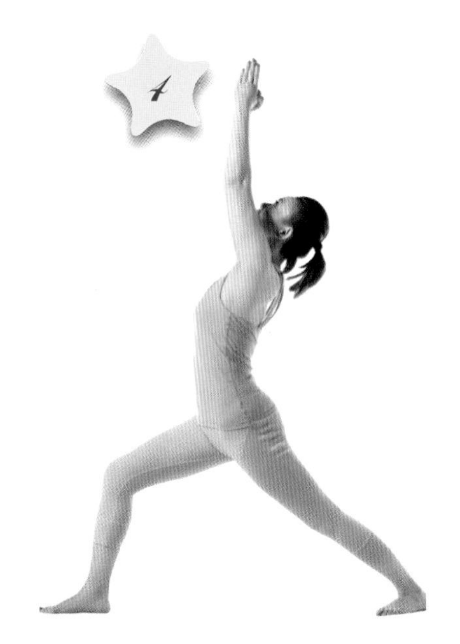

练习禁忌

心脏功能不好者小心练习。

战士第二式

Virabhadrasana 2

难度系数 / 1.6

有效地加强下肢力量，伸展双臂。

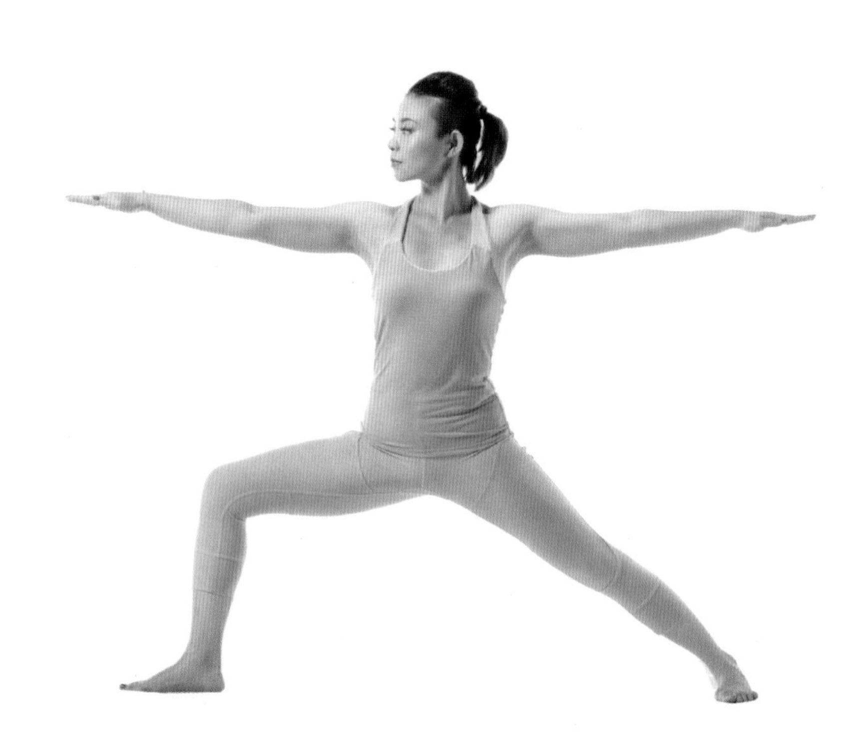

练习方法

站立，两脚分开大约一步半的距离，吸气，抬起手臂两侧伸展与肩平行，呼气时，右脚向右转 90°，左脚尖向内微转约 30°，弯曲右膝，小腿垂直于地面，大腿平行于地面，眼睛看右方，上体保持正直，还原时，吸气，伸直膝关节，头转回，脚转回，呼气，手臂放落，稍放松后，进行对侧的练习。

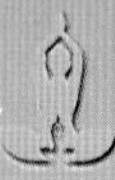

战士第三式

Virabhadrasana 3

难度系数 / 4.4

加强下肢肌肉及腰背肌肉力量，
放松肩颈，扩张胸腔，加强身体平衡能力。

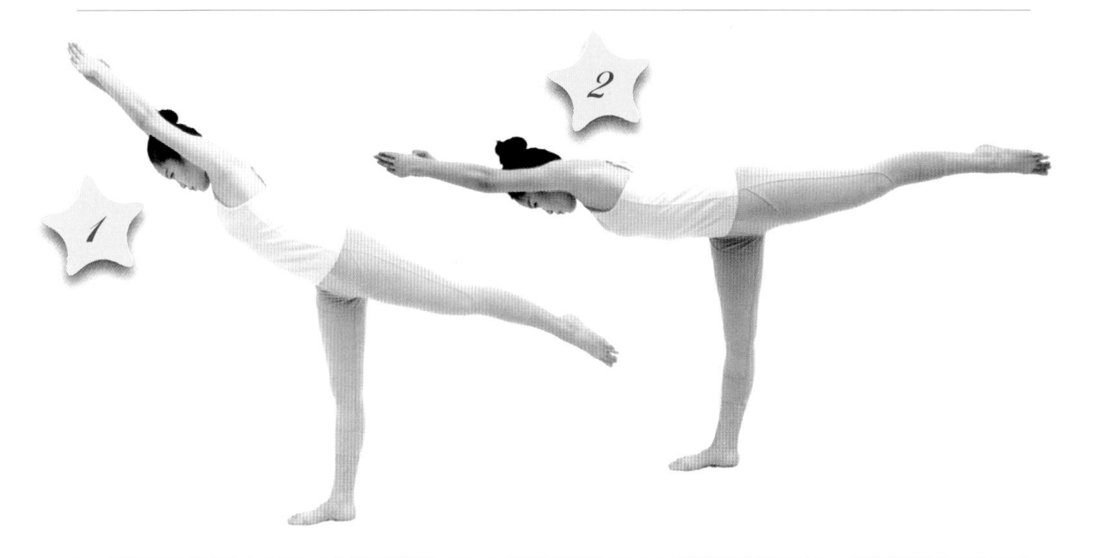

练习方法

（1）站立，双脚与肩同宽。吸气，双臂从侧上举，双手合掌，呼气，双脚、全身转动向右，吸气，伸展手臂，重心在前脚掌，左脚尖轻触地面保持平衡。

（2）呼气，身体向前向下，左腿向上抬起，最终身体、左腿与地面平行。保持时，稳定地呼吸。还原时，吸气，身体恢复直立，对侧同理。

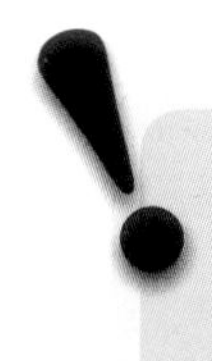

练习禁忌

有高血压、心脏病、眩晕症者小心练习。

三角伸展式

Utthita trikonasana

难度系数 / 1.8

拉伸下肢，减少髋部多余脂肪；柔软脊柱，促进肩颈处血液循环。

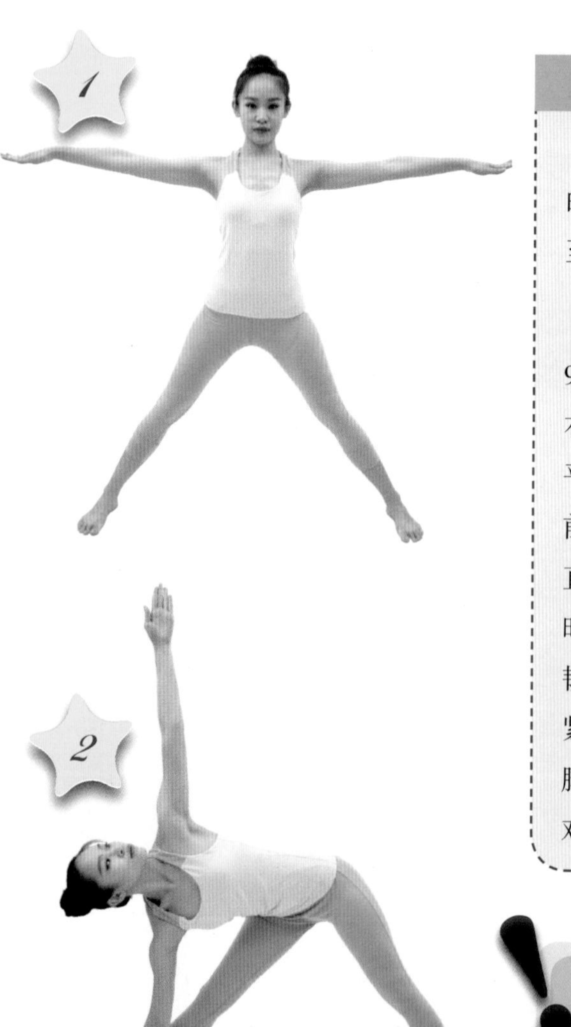

练习方法

（1）站立，两脚分开一步的距离，吸气，向两侧抬起手臂至平行地面。

（2）呼气，右脚向右转90°，左脚内转30°，自腰部向右侧弯曲，同时，尽量让脊柱水平地侧向伸展，右手放在右小腿前侧，肩、手臂在一条直线上垂直于地面，眼睛看向左手，保持时自然的呼吸，感受侧腰、下肢韧带的拉伸。还原时，吸气，收紧腰背立起身体，呼气，转回双脚，放落手臂，稍放松后，进行对侧练习。

练习禁忌

腰椎间盘突出者小心练习。

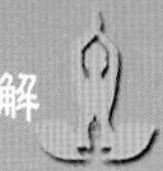

三角转动第一式

Parivrtta trikonasana (variation 1)

难度系数 / 1.4

放松脊背、肩关节；
挤压、按摩腹脏器官，灵活脊柱，缓解腰背紧张。

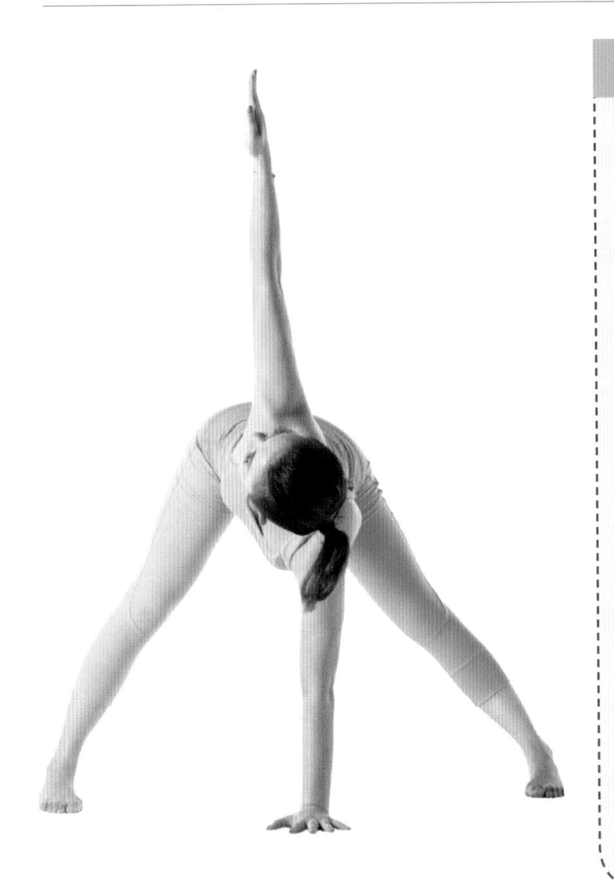

练习方法

站立，双脚分开一肩半宽，吸气，双臂侧平举，呼气，身体向下弯曲与地面平行，左手放在双脚之间前侧的地面上，右臂带动身体自腰部向右上方扭转，双肩双臂与地面垂直，眼睛看上侧手，保持时，均匀地呼吸，还原时，吸气，身体回到正中平行于地面，打开双臂，呼气，放落右手着地，进行对侧练习。还原时，吸气，身体转回正中，恢复直立，呼气，放落手臂，双脚收回，站立放松。

练习禁忌

高血压、心脏病患者小心练习。

三角转动第二式

Parivrtta trikonasana (variation 2)

难度系数 / 2.5

放松脊背、肩关节；

加强腹脏器官功能，充分伸展侧腰部，减少腰两侧多余脂肪。

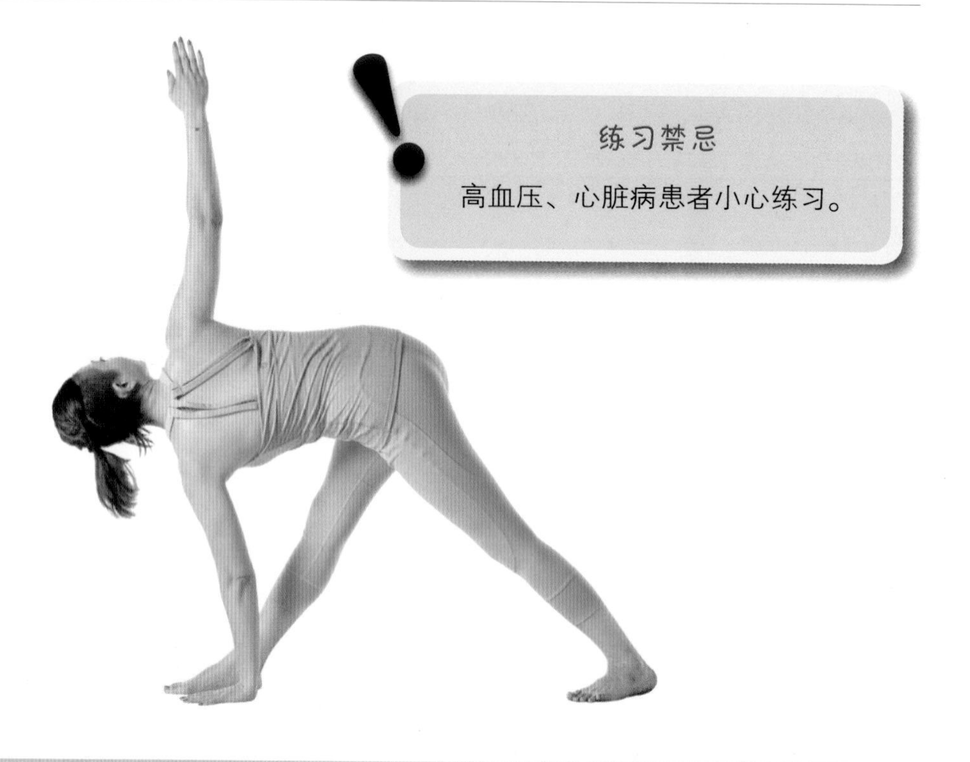

练习禁忌

高血压、心脏病患者小心练习。

练习方法

站立，双脚分开一肩半宽，吸气，双臂侧平举，右脚向外转动90°，左脚向内收30°，呼气，身体转向正右方，前屈上身，左手放右脚内侧地面上，身体向右上方扭转，眼睛看向右手方向，还原时，吸气，转回上体，同时向上恢复直立，呼气，放落手臂，收回双脚，站立放松，反方向进行同样练习。

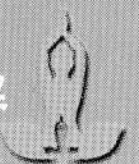

三角转动第三式

Parivrtta trikonasana (variation 3)

难度系数 / 4.0

放松脊背、肩关节；
加强腹脏器官功能，充分伸展侧腰部，减少腰两侧多余脂肪。

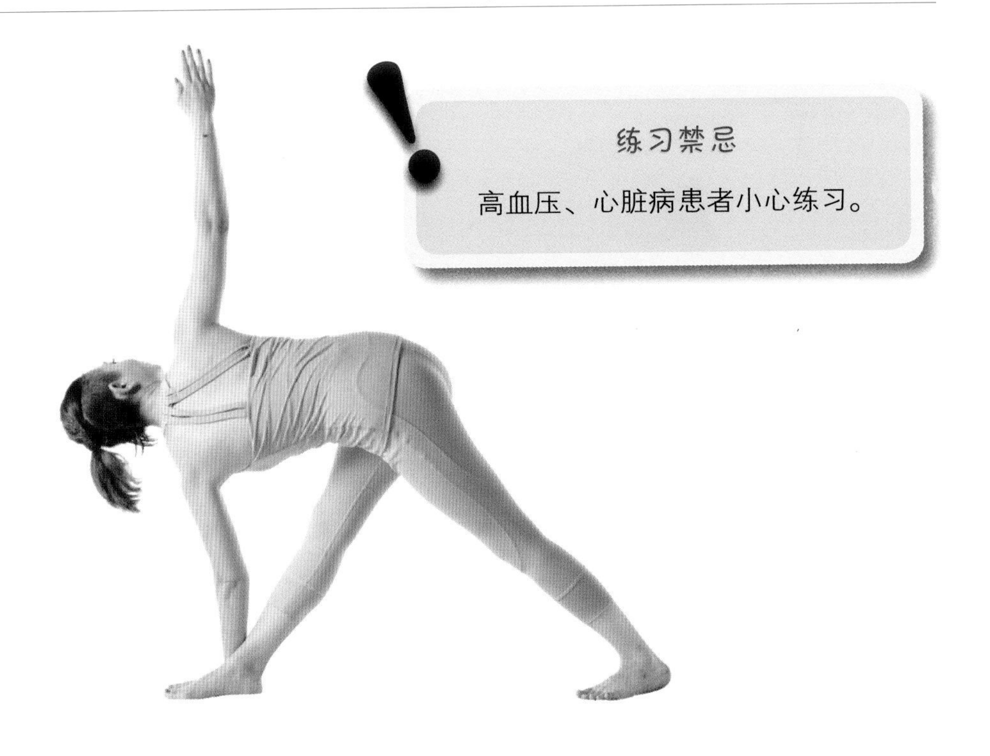

练习禁忌

高血压、心脏病患者小心练习。

练习方法

站立，双脚分开一肩半宽，吸气，双臂侧平举，右脚向外转动 90° ，左脚向内收 30° ，呼气，身体转向正右方，前屈上身，左手放在右脚外侧地面上，身体向右上方扭转，眼睛看向右手方向，还原时，吸气，转回上体，同时向上恢复直立，呼气，放落手臂，收回双脚，站立放松，反方向进行同样练习。

侧角伸展式

Utthita parsvakonasana

难度系数 / 2.2

伸展侧腰，加强双腿力量。

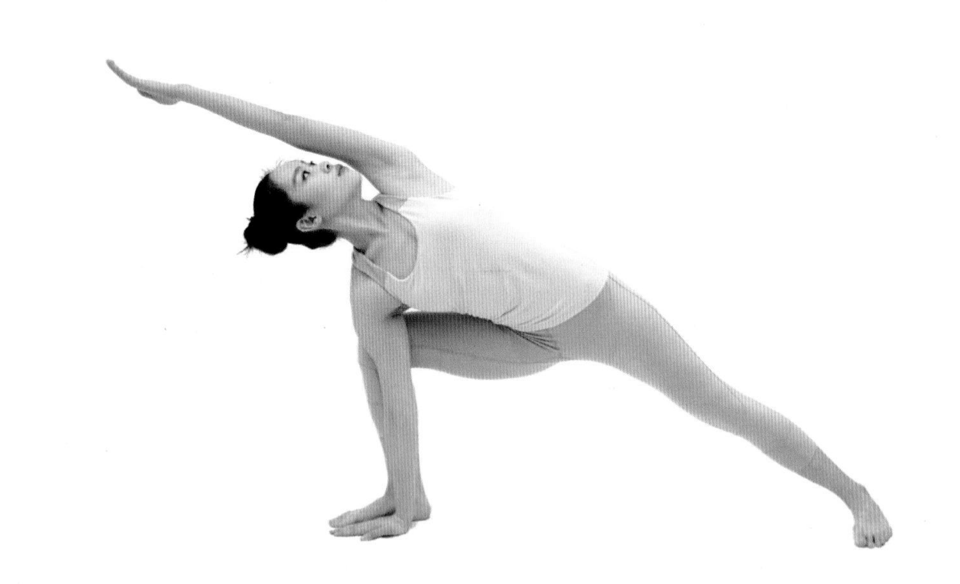

练习方法

站立，两脚分开大约两步距离。吸气，抬起手臂两侧伸展与肩平行，呼气时，右脚向右转 90°，左脚尖向内微转约 30°，弯曲右膝，小腿垂直于地面，大腿平行于地面，眼睛看上方，上体保持正直，弯曲上身向右，将右手放在右脚内侧的地板上，左手向上伸，肩、手臂垂直于地面，也可以将左手臂贴耳伸向身体右侧，眼睛向上看。保持时，均匀地呼吸；还原时，收紧腰腹，吸气，身体向上立起回正，之后进行反方向练习。

树式

Vrksasana

难度系数 / 2.8

加强身体的平衡性、腿部力量，同时可以加强神经系统，提高专注力。

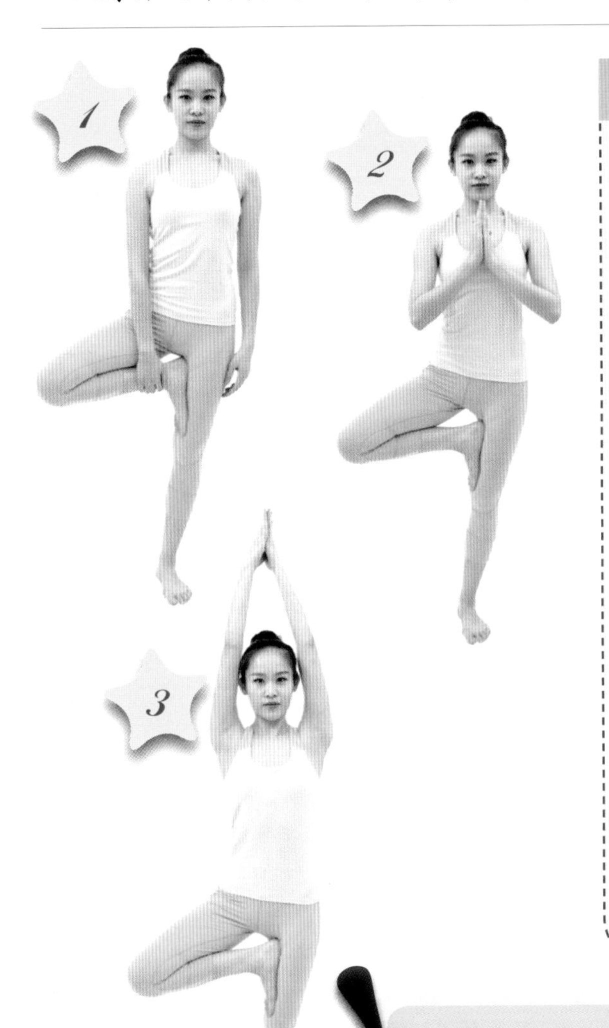

练习方法

（1）山式站立，弯曲右膝，脚掌踩在左大腿内侧，弯曲的膝关节指向地面，让右脚更稳地踩在腿内侧，髋部向两侧打开，臀部保持内收。

（2）双手在胸前合十。

（3）吸气，双臂向上伸展，带动整个身体不断向上延伸，眼睛观注固定一点，保持时呼吸均匀，回复时，呼气，打开双手，双臂缓慢放落体侧，手再帮助左脚放落，放松后，进行对侧的练习，两侧动作保持的时间一致。

练习禁忌

下肢受伤者不练习；平衡性不好者靠墙练习。

半莲花树式

Vrksasana

难度系数 / 2.6

加强身体的平衡性、腿部力量、提高专注力、
充分灵活、打开双下肢关节；充分伸展大腿前侧及内侧。

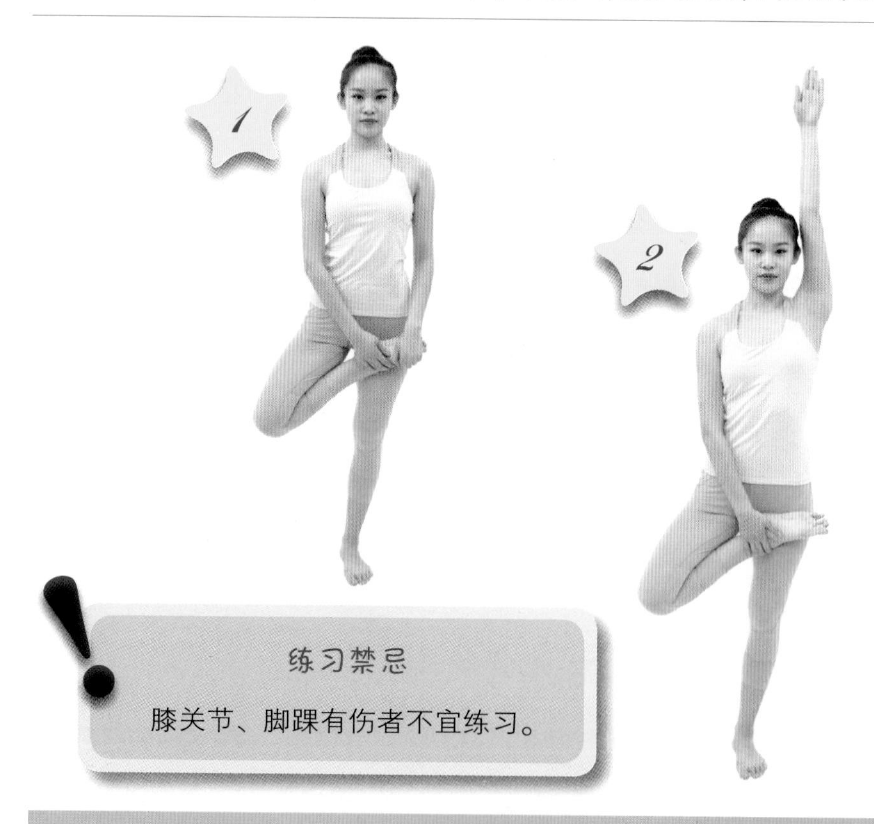

练习禁忌

膝关节、脚踝有伤者不宜练习。

练习方法

（1）以山式站立。用左腿维持身体平衡，弯曲右腿，右脚脚背放在左侧大腿根部，右膝关节指向地面，成半莲花式。可用手辅助右脚进行练习。

（2）吸气，右手扶右脚，左臂伸展过头顶，掌心向前。均匀、深长地呼吸，保持这个体式几秒钟。呼气，回复到山式。换另一侧重复练习。

鸟王式

Garudasana

难度系数 / 4.1

灵活加强四肢及四肢所有的关节处，加强身体平衡能力，提高专注力，可帮助紧致四肢肌肉，减少四肢内侧多余脂肪。

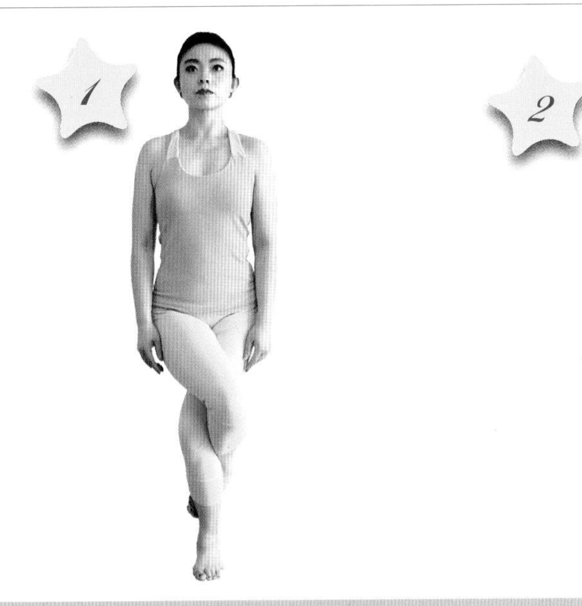

练习方法

（1）以山式站立；弯曲右膝，右腿绕过左膝，叠放在左大腿上。注意将右大腿的后部贴在左大腿的前部。然后把右脚放在左小腿后，使右腿胫骨紧贴左小腿，右脚大脚趾钩住左脚脚踝内侧。使右腿完全盘绕在左腿上，身体平衡取决于左腿。

（2）屈双肘，抬起手臂至胸前；把左肘放在右上臂上，接近肘关节处。然后左手向左、右手向右移动，双掌相合，右臂完全缠绕在左臂上。深长地呼吸，保持这个体式几秒钟。然后松开手臂和腿，回到山式。换另一侧重复这个体式。

鸵鸟式

Padangusthasana

难度系数 / 3.8

灵活柔软脊柱，滋养脊神经，
灵活双肩，缓解腰背紧张。

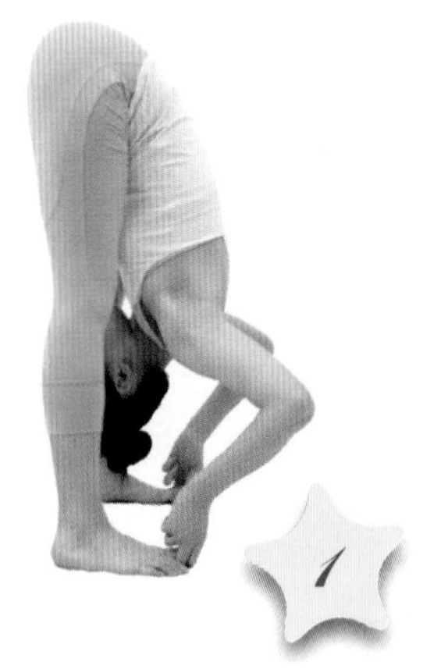

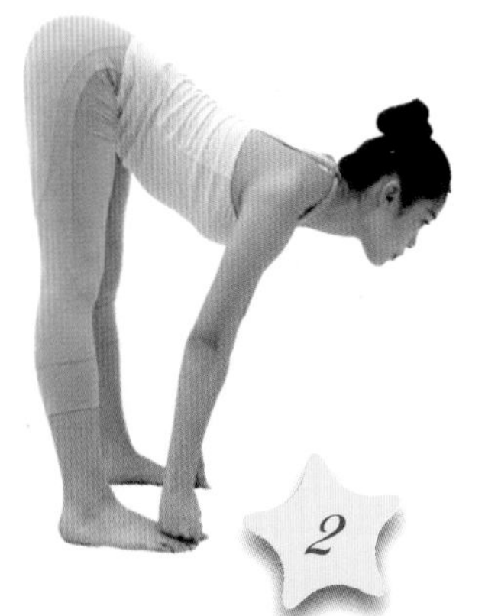

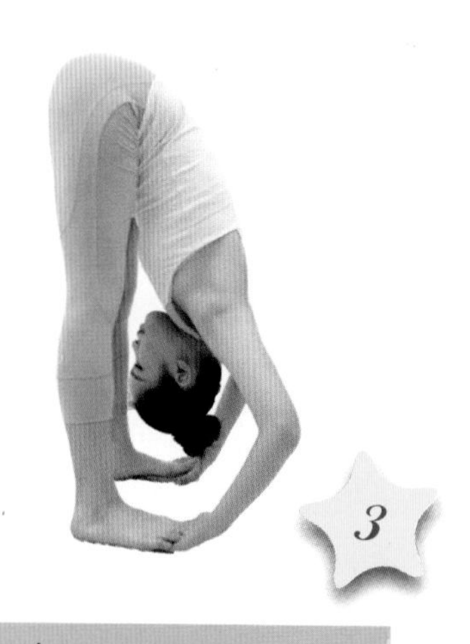

练习禁忌

腰椎间盘突出、高血压、心脏病患者不宜练习，颈椎有疾病者小心练习。

练习方法

（1）山式站立，双脚并拢或分开同肩宽，呼气，身体自然向前、向下弯曲。

（2）手臂下垂，双手前三个手指抓双脚大脚趾。

（3）上半身自然舒展向下，肘关节自然弯曲，吸气，抬头，重心向上抬高，收紧背部、腰部，将双臂充分伸直，胸腔伸展向地面，尾椎伸展向天空，呼气，低头，眼睛看向腹部，背部充分拱起，双臂充分伸直，重复2～3次，还原时，双手放松，吸气，身体回复直立，手臂保持下垂。

前屈式

Pad- hastanasan

难度系数 / 2.0

灵活脊柱，促进内脏血液循环，伸展身体后侧。

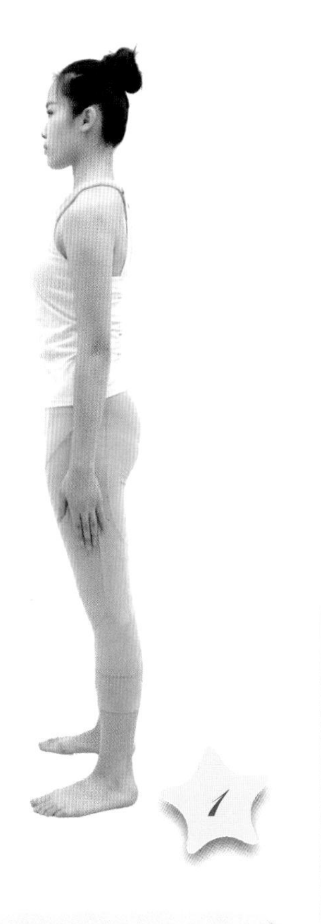

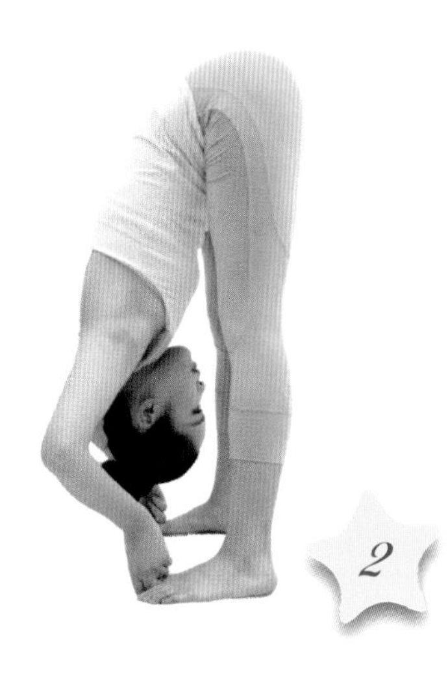

练习方法

（1）站立，两脚并拢或分开同肩宽，手臂、肩膀始终放松。

（2）呼气，低头从颈椎开始胸椎、腰向下弯曲，手臂自然下垂，体会脊柱拉伸，最后手心向上放在脚掌下面或抓大脚趾，再次呼气时，屈肘，拉动前额触向双膝，腰背用力向下，胸腹尽量远离小腿，保持均匀的呼吸，还原时，吸气，松开手，自腰部一节一节立直脊柱向上，最后头回正。

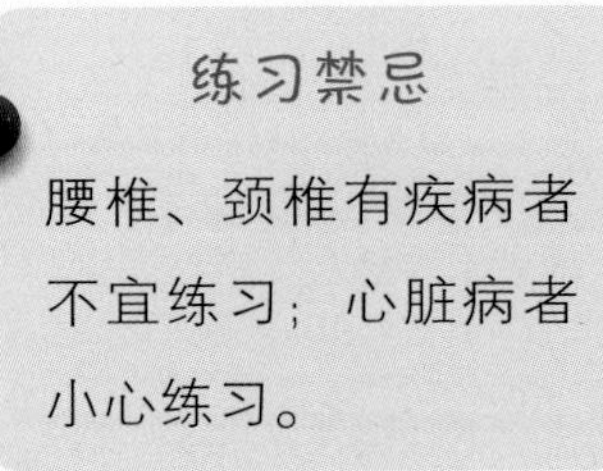

练习禁忌

腰椎、颈椎有疾病者不宜练习；心脏病者小心练习。

加强侧伸展式

Parsvottanasana

难度系数 / 3.8

伸展下肢，按摩腹部脏器，灵活上肢关节。

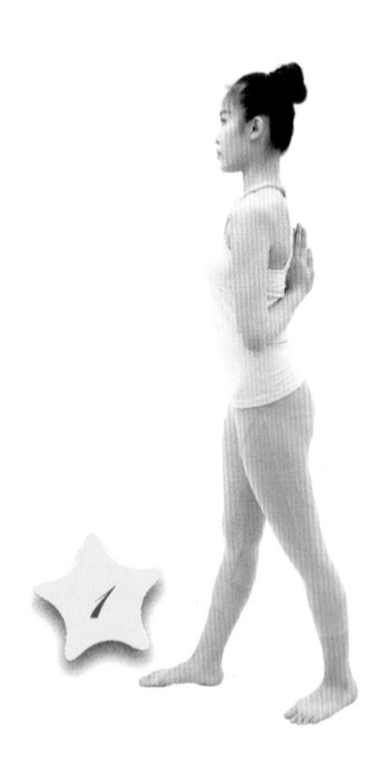

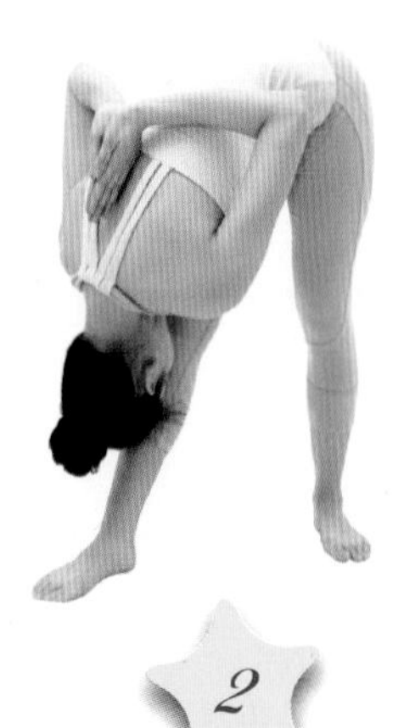

练习方法

（1）站立，两脚分开大约一步的距离，双手在背后合十，手指尖向上。深吸气，双肩充分向后展开，手顺着后背尽量向上，延展脊柱向上，呼气，转身向正右方，两髋摆正。

（2）面向正右侧，吸气，抬头，腰背收紧，呼气，自腰部向前向下，让腹部贴大腿，头贴向小腿或膝关节。保持均匀的呼吸，双膝伸直，保持好身体的平衡，还原时，吸气，头带领身体向前、向上立直，呼气，身体转回前方稍放松，之后同方法进行对侧练习。

练习禁忌

腰部有疾患、心脏病、高血压患者不宜练习。

叭喇狗式

Prasarita padottanasana

难度系数 / 4.0

充分伸展下肢，滋养脊柱神经，
引导血液向颈、面部倒流，滋养两个部位的神经，有助于清醒大脑。

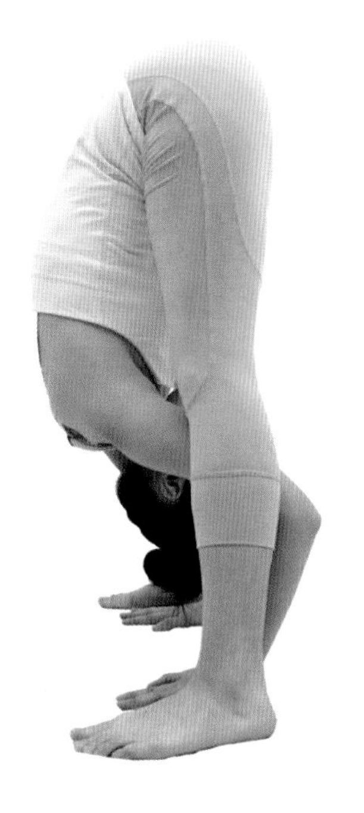

练习禁忌

腰椎间盘突出、坐骨神经痛、心脏病、高血压患者不宜练习。

练习方法

站立，两脚间距离为两倍肩宽，吸气，双臂自体前向上伸展，举过头顶，掌心向前，呼气，前屈上身至双掌放在地面上，吸气，抬头伸展腰背，呼气，再放落上身、头部向正下方，双手在背后合掌，还原时，随吸气，慢慢抬起头，抬起上体和手臂，收回双脚回到基本站立式。

钟摆式

Dolasana

难度系数 / 3.0

充分伸展脊柱，促进上半身血液循环。

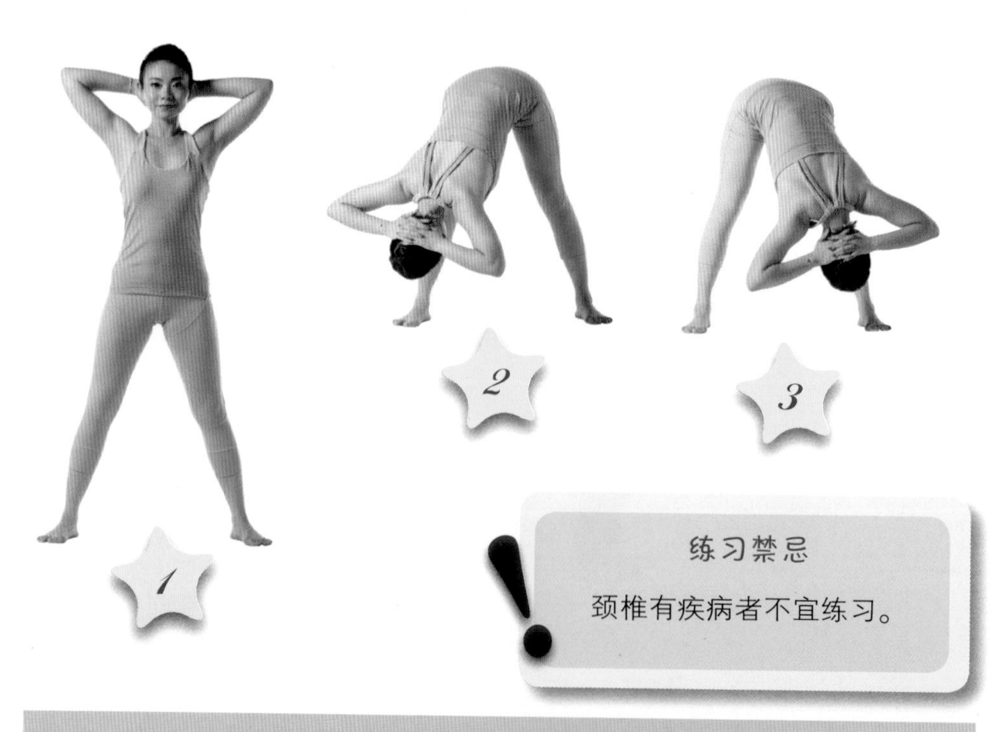

练习禁忌

颈椎有疾病者不宜练习。

练习方法

（1）山式站立。两脚分开约一步距离，双手十指交叉，掌心扣于头后部，双肘向外伸展。

（2）吸气，上身稍向右转，呼气，上身前屈，头触及右膝。

（3）上身从右膝向左膝摆动，之后摆回，重复3次（摆动时可以自然呼吸或屏息）。吸气，身体回复直立，休息片刻，进行反方向练习。

站立锁腿式

Ardhpavanmukatasan

难度系数 / 3.2

增强平衡力、注意力，使脏器得到充分按摩。

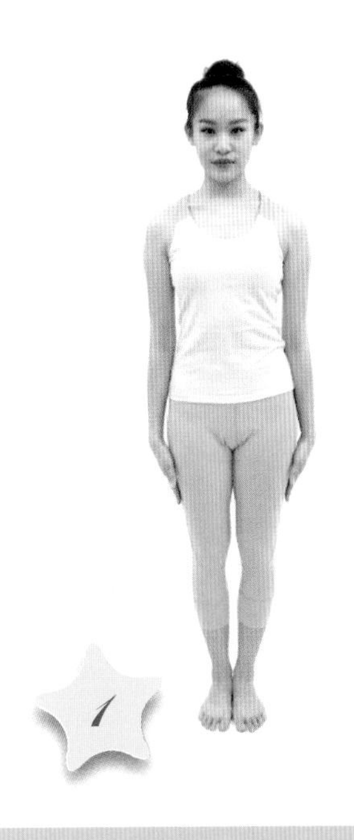

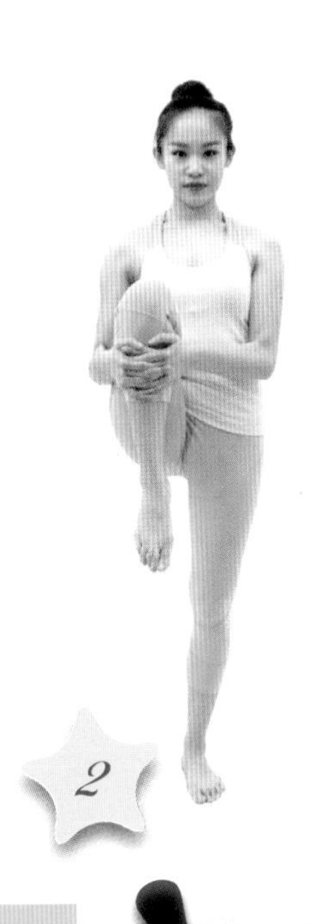

练习方法

（1）山式站立。

（2）吸气，左脚保持身体重心稳定，右膝弯曲，右脚抬起，双手十指相扣环抱右小腿，吸气，脊柱向上立直，呼气，弯曲双肘，手臂带动右大腿贴向胸腹。还原时，吸气，脊柱立直，双臂放松，松开两手，右腿重新落地，再进行对侧练习。

练习禁忌

腰椎有严重损伤者不宜练习。

背式

Priahthasana

难度系数 / 4.0

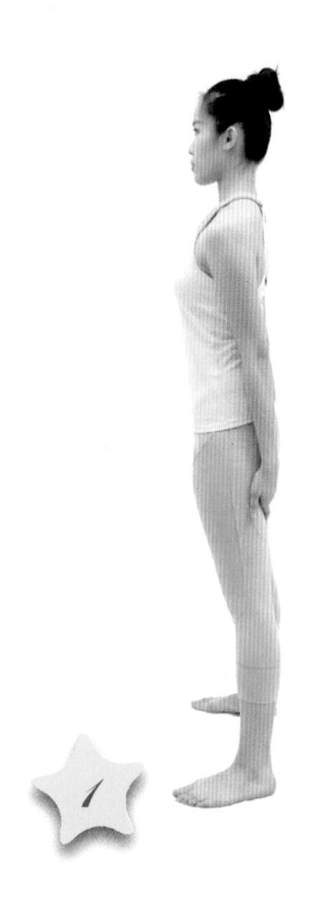

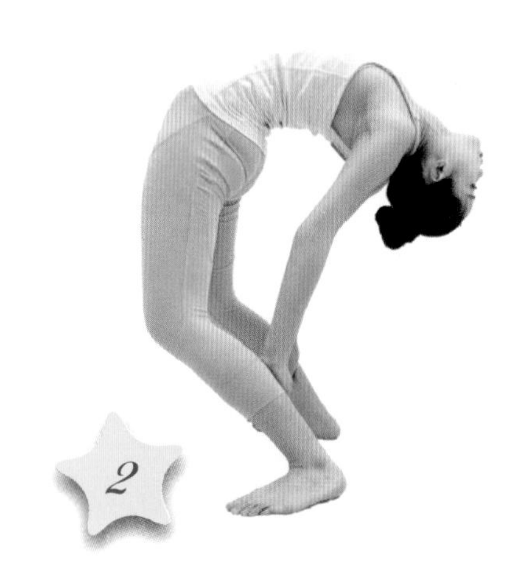

练习禁忌

腰部有问题、高血压、心脏病、甲亢者不宜练习，颈椎不适者小心练习。

练习方法

（1）站立，两腿分开略宽于肩，脚尖微向外。

（2）双手掌心托腰，自腰部向后弯曲脊柱，同时也弯曲双膝，双手依次放在大腿后侧，最终可抓到脚踝，眼睛看上方，上半身向下向后，保持时呼吸自然，身体稳定。还原时，吸气起身，呼气，前屈放松。

第二节　蹲姿起始的瑜伽体位

敬礼式

腹部按摩式

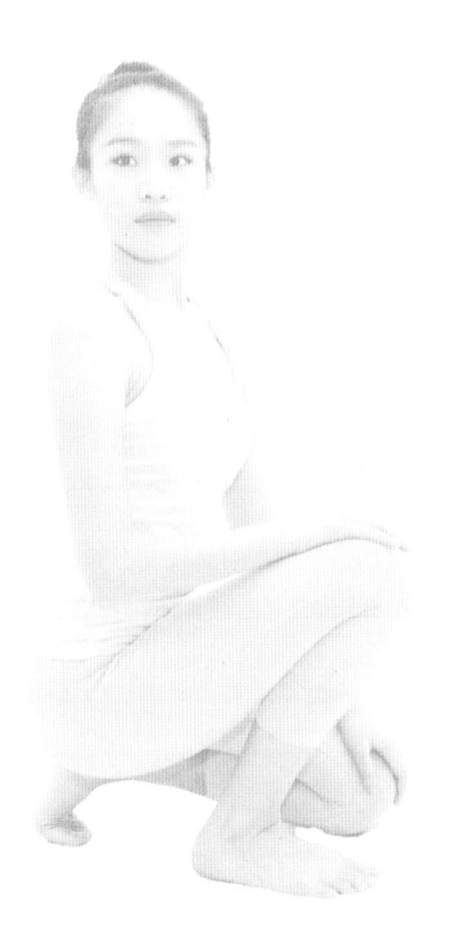

敬礼式

Namaskara

难度系数 / 1.5

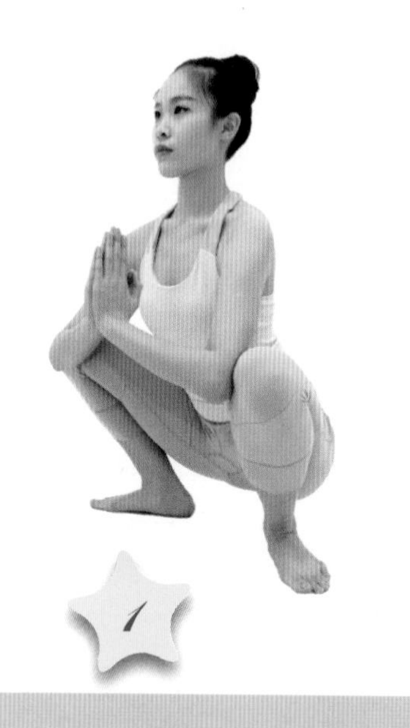

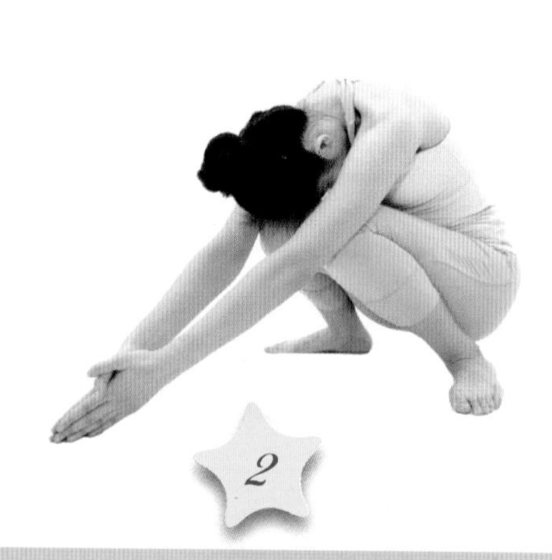

练习方法

（1）站立，双脚分开约一肩宽，脚尖自然向外，弯曲双膝，身体蹲到最低点，双手合十，肘关节向外抵在双膝内侧，双膝尽量向外展开，双前臂与地面平行，吸气，整条脊柱向上伸直，抬头，髋关节向外展开。

（2）呼气，双臂向前向下伸展，弓背含胸，双膝并拢，额头触向膝关节，重复3 ~ 5组，还原时，臀部落回地面，双臂抱膝放松。

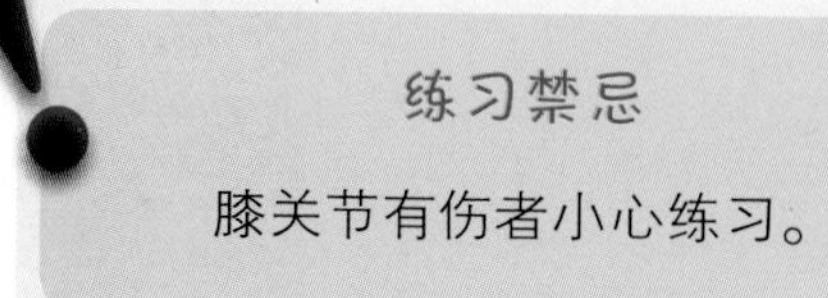

练习禁忌

膝关节有伤者小心练习。

腹部按摩式

Udarakarshanasana

难度系数 / 1.2

改善消化功能，帮助消除腹部多余脂肪。

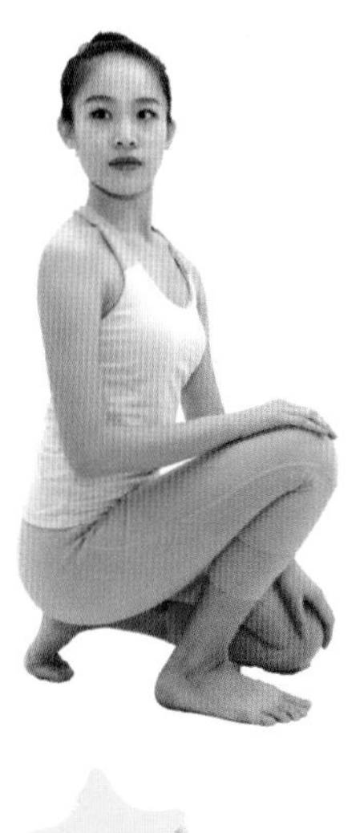

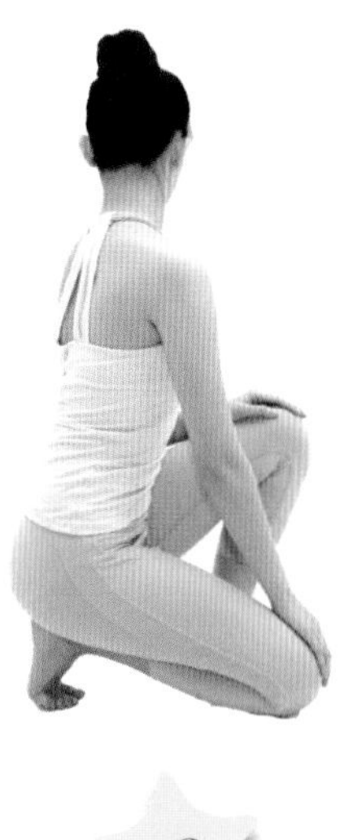

练习方法

（1）蹲立，双脚分开约同肩宽，双手放在双膝上，吸气，延伸脊柱向上，呼气，抬左脚跟，左膝触右脚大脚趾，上身向右后方扭转。

（2）吸气，抬起左膝，身体转回前方，进行反方向练习，重复练习 3 组左右。

练习禁忌

腹部、腰部、膝关节有伤或有疾患者小心练习。

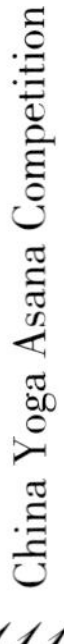

第三节　跪姿起始的瑜伽体位

婴儿式

狮子第一式

猫弓背式

蜥蜴式

猫伸展式

虎式

简易骆驼式

骆驼式

门闩式

狗伸展式

蛇击式

叩首式

婴儿式

Adho Mukha Virasana

难度系数 / 1.2

放松背部，消除脊柱压力，舒缓精神紧张。

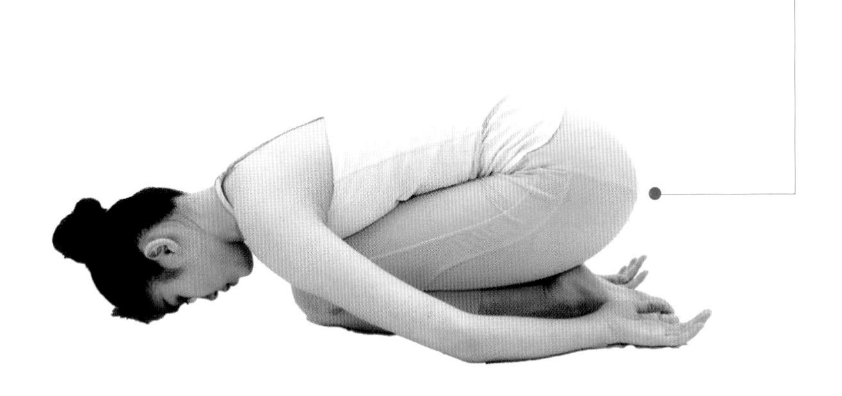

练习方法

跪坐，双手放在双大腿上，呼气，双臂向前伸展触地，上身慢慢向前、向下弯曲，腹部贴向大腿，额头触向前方地面，臀部尽量保持不离开脚跟，双肩自然地下沉，双臂放平于双腿两侧的地面上，掌心向上，保持时，自然地呼吸，感觉身体的放松。

狮子第一式

Simhasana 1

难度系数 / 2.2

有助于唾液腺分泌，能够滋养身体；
具有面部美容的功效；祛散眼角、嘴角细纹；有益双眼。

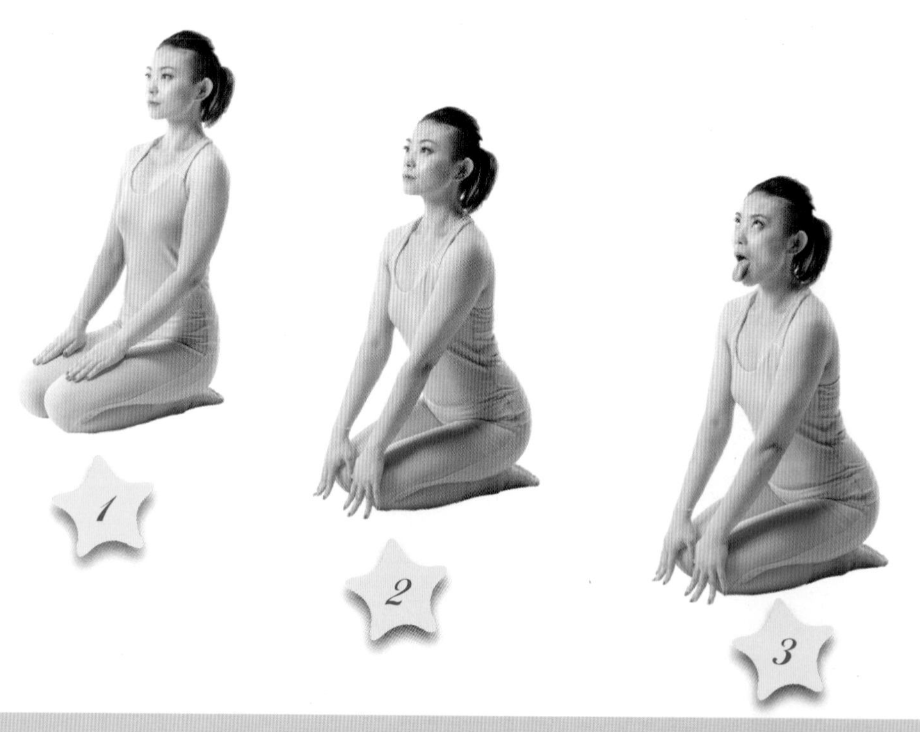

练习方法

（1）跪坐，脚面前部着地，臀部坐在脚后跟处。

（2）身体前倾，双手掌根部放在双膝的边缘，张开十个手指触地。

（3）睁大眼睛，凝视眉心，伸出舌头到最大限度。回复时，收回舌头，闭上嘴巴，放松双眼。

猫弓背式

Marjariasana

难度系数 / 1.1

放松、灵活脊柱，调整骨盆，滋养内脏。

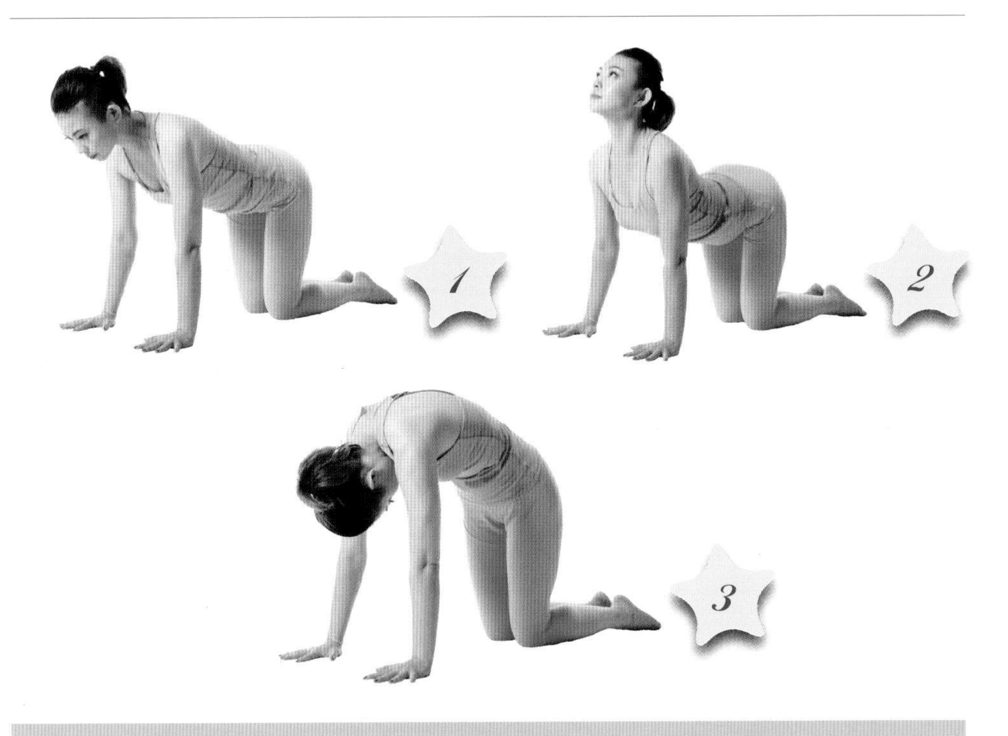

练习方法

（1）跪坐，双膝并拢，大腿垂直于地面，双臂垂直撑地，手的距离同肩宽。

（2）吸气，抬头，腰腹向下贴近地面，收紧腰背部肌肉，尾椎向后向上伸展。

（3）呼气，低头，腰背部弓起，腹部向上用力，骨盆向前收回，背部最大限度向上弓起，配合呼吸重复 5 ～ 6 组。

蜥蜴式

Uttham prishthasana

难度系数 / 1.6

灵活、放松双肩关节、肌肉，加强脊柱的弹性、脊神经。

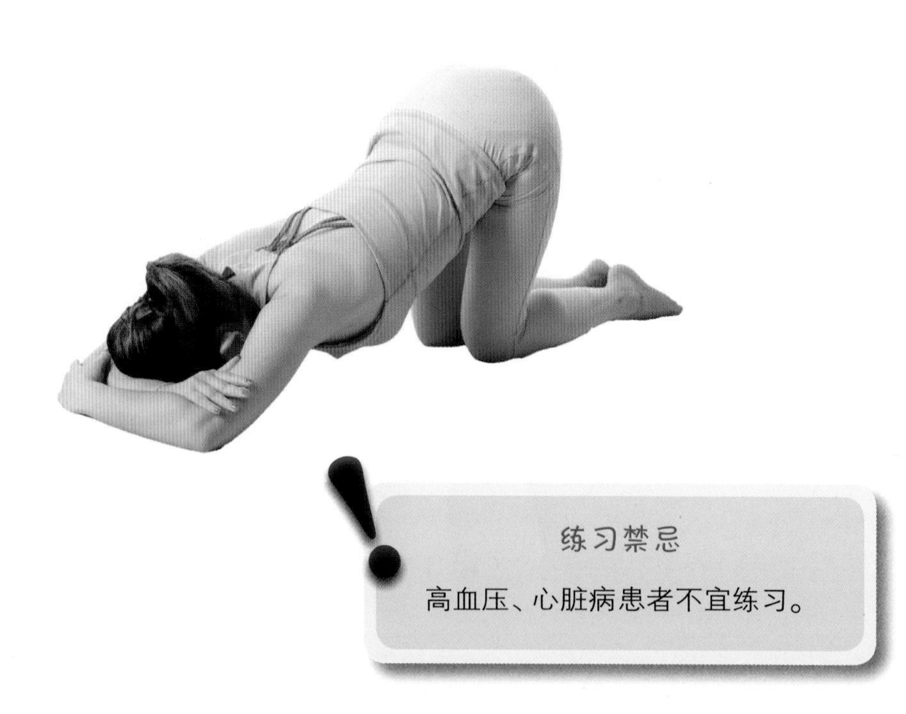

练习禁忌

高血压、心脏病患者不宜练习。

练习方法

跪坐，双膝并拢，大腿垂直于地面，双臂垂直撑地，手的距离同肩宽，屈双肘，手抓握对侧肘关节，前臂放于垫子上，呼气，弯曲脊柱向地面，额头放于前臂，胸伸展向地面，保持时可以采用腹式呼吸，还原时，抬起头部，身体重心向前移动，至俯卧位置，放松。

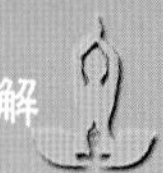

猫伸展式

Marjariasana

难度系数 / 1.1

可以充分拉伸双肩，缓解压力，
使更多的血液流向颈部、面部，有美容效果。

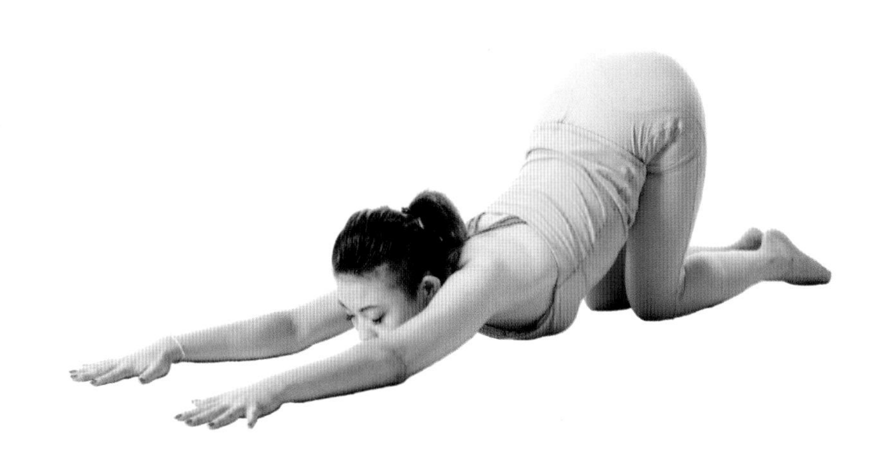

练习方法

完成蜥蜴式后，伸直手臂相互平行，下巴触地，保持，还原时，弯曲双肘，两手互握对侧肘关节，抬起头部，身体重心向前移动，至俯卧位置，放松。

虎式

Vyaghrasana

难度系数 / 2.8

与猫弓背式配合练习，对背部、脊柱的加强更加充分，对调整女性内脏有益，将抬起腿的血液流向盆腔，滋养内脏。

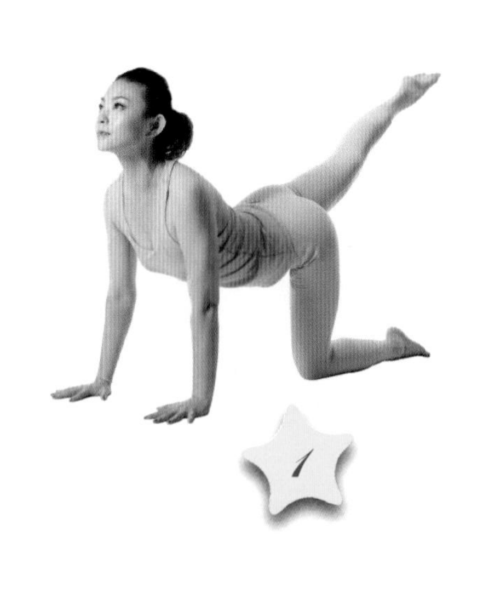

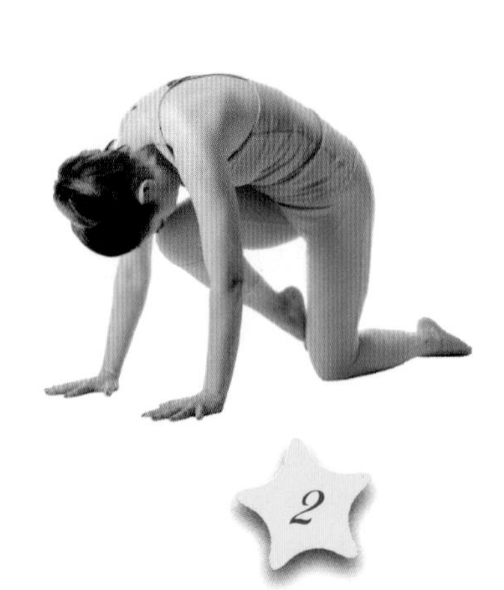

练习方法

（1）跪坐，双膝并拢，大腿垂直于地面，双臂垂直撑地，手的距离同肩宽，吸气，抬头，腰腹向下贴近地面，伸直抬起右腿向后向上。

（2）呼气，低头，弓背，弯曲膝关节，大腿贴近胸腹，下巴或鼻尖触向右膝关节，右脚尖保持悬空，重复3~5组，之后进行另一侧的练习。

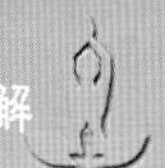

简易骆驼式

Ustrasana

难度系数 / 3.0

锻炼脊柱、脊神经，加强双肩，缓解紧张。

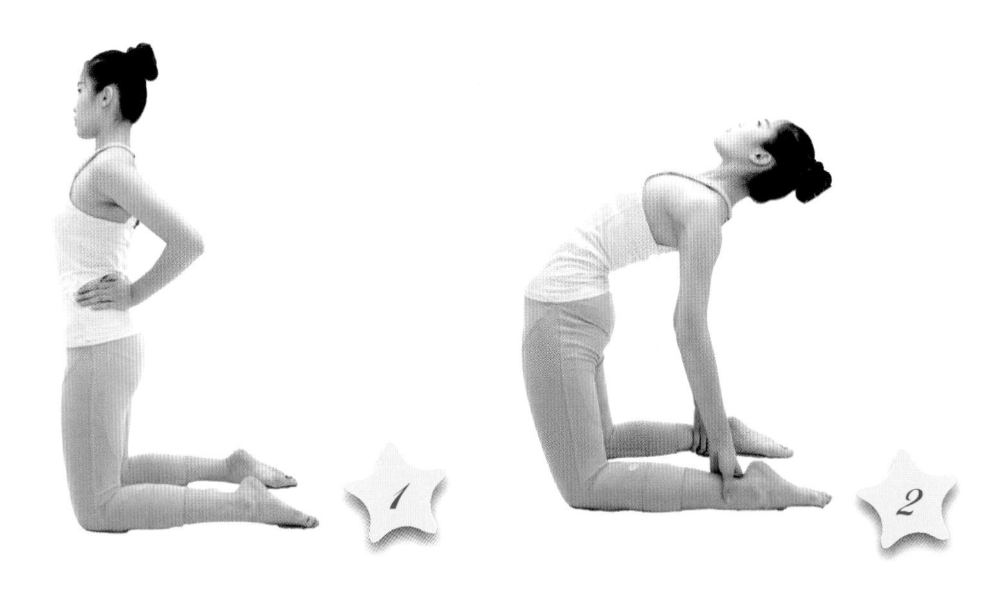

练习方法

（1）跪立，双脚、双膝分开与肩同宽，大腿及上身躯干与地面垂直，双手放在腰部。

（2）呼气，弯曲脊背向后，双手向后依次抓住双脚脚踝，保持时进行腹式呼吸。吸气，起身，呼气回跪坐姿势，放松。

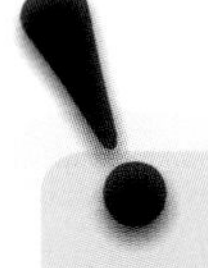

练习禁忌

腰椎间盘突出、高血压、心脏病患者不宜练习，颈椎不适者小心练习。

骆驼式

Ustrasana

难度系数 / 4.0

锻炼脊柱、脊神经，灵活双肩，缓解肩颈紧张。

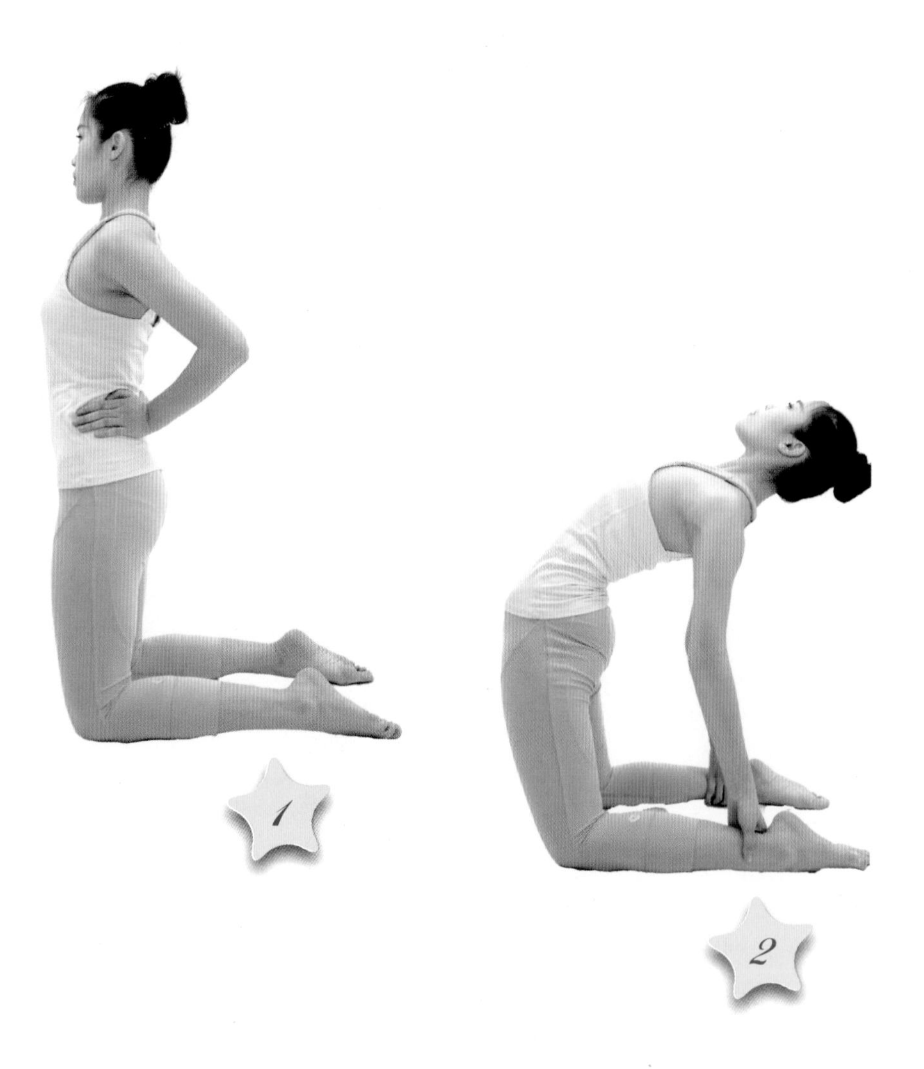

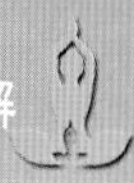

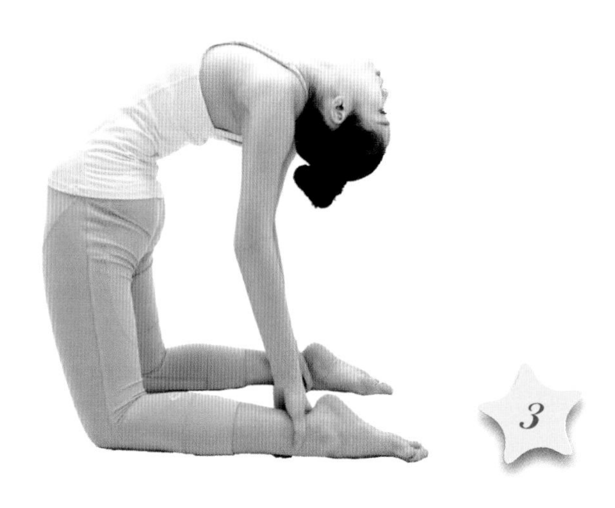

练习方法

（1）跪立，双脚、双膝分开与肩同宽，大腿及上身躯干与地面垂直，双手放在腰部。

（2）呼气，弯曲脊背向后，双手向后依次抓住双脚脚踝，保持时进行腹式呼吸。

（3）头向后伸展，两臂支撑保持上体重心平稳，脊柱继续向后屈呈弓形。吸气，起身，呼气回跪坐姿势，放松。

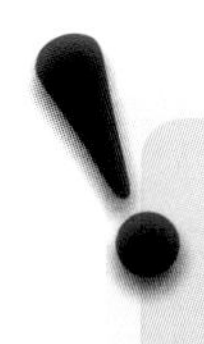

练习禁忌

腰椎间盘突出、高血压、心脏病患者不宜练习，颈椎不适者小心练习。

门闩式

Parighasana

难度系数 / 4.0

柔软脊柱，减少侧腰、上臂内侧多余脂肪，充分伸展下肢韧带。

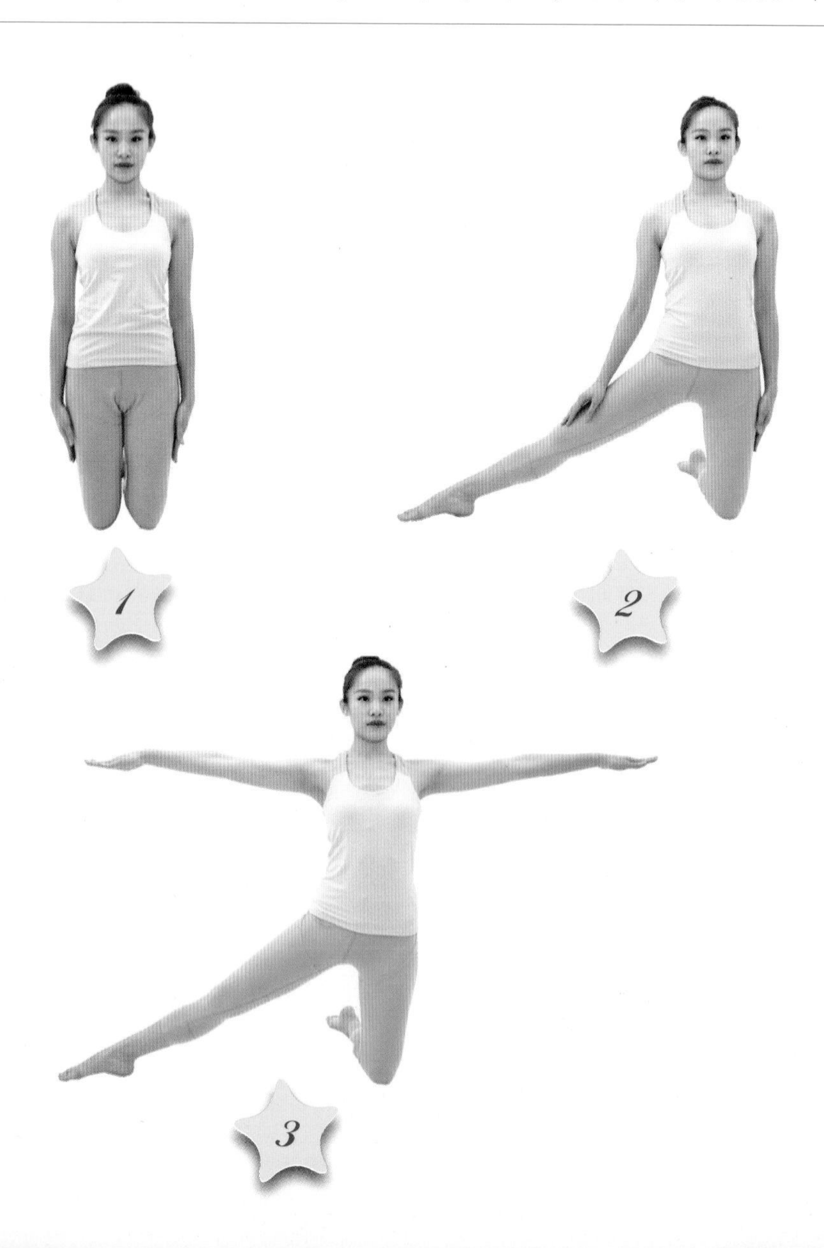

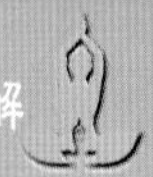

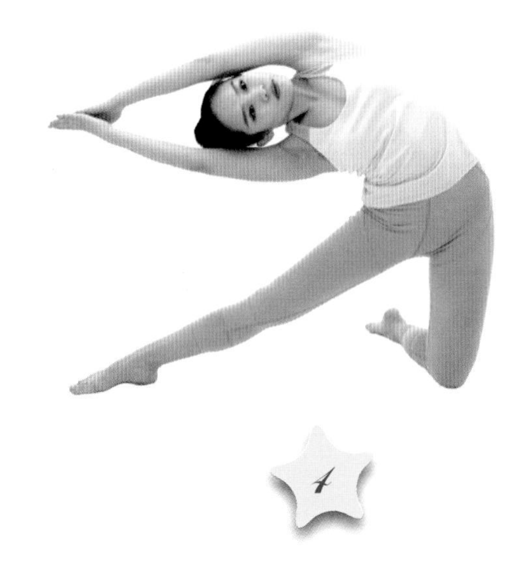

练习方法

（1）跪立，双膝并拢。

（2）将右腿伸向右，左脚指向右侧。

（3）吸气，抬起手臂与肩平行。

（4）呼气，身体弯屈向右腿，右臂贴右耳，右手掌心向上，左手臂经头上移向右，左上臂贴近左耳，左手掌与右手掌合十。保持时，均匀地呼吸。还原时，吸气，起身回正；呼气，将双臂放落回体侧；放松，进行反方向的练习。

练习禁忌

腿部、腰部有伤者小心练习。

狗伸展式

Urdhva Mukha Svanasana

难度系数 / 3.0

柔软脊柱，促进腰背部血液循环，
有助于排出肾结石，扩展胸腔，加深呼吸程度，
增加腕关节和双肩的力量，收紧腰背肌肉，
加强脊柱两侧肌肉的弹性及滋养脊神经。

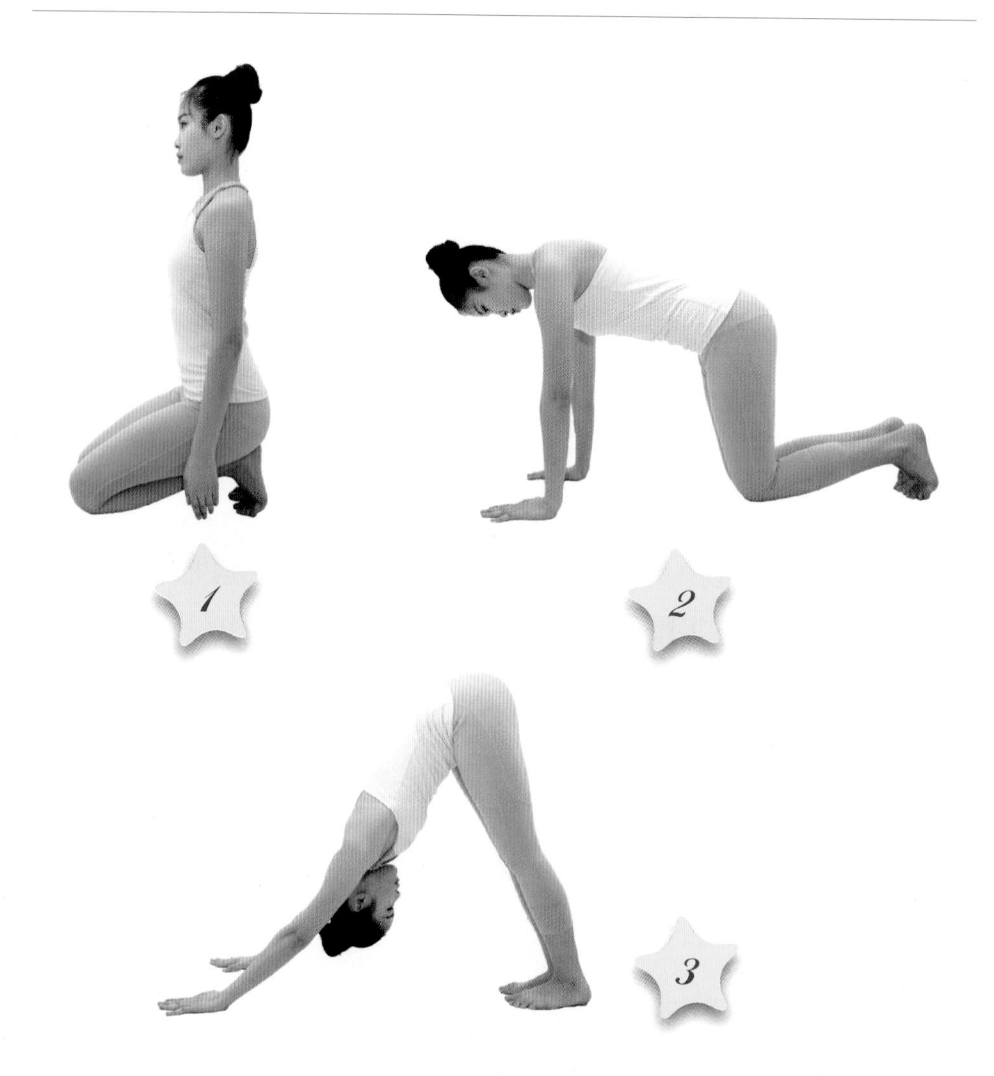

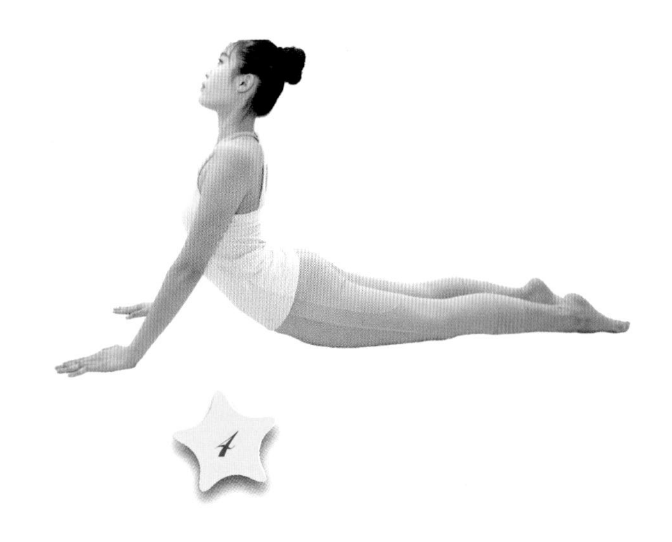

4

练习方法

（1）跪于地面，双手放于身体两侧。

（2）臀部离开脚后跟，双手支撑地面。

（3）呼气时两腿伸直，使臀部向上，同时肩膀和头部向下，脚后跟尽量触地。

（4）吸气，抬起头、颈、肩、背部、整个身体中段，呼气，双髋下沉，保持大小腿与地面平行。还原时，呼气，屈肘放落身体中段，俯卧放松。

练习禁忌

腰部有疾病者不宜练习。

蛇击式

Shashank bhujangasana

难度系数 / 3.5

柔软脊柱，促进腰背部血液循环，有助于排出肾结石，扩展胸腔，有助于加深呼吸程度，可以进一步加强手臂的力量。

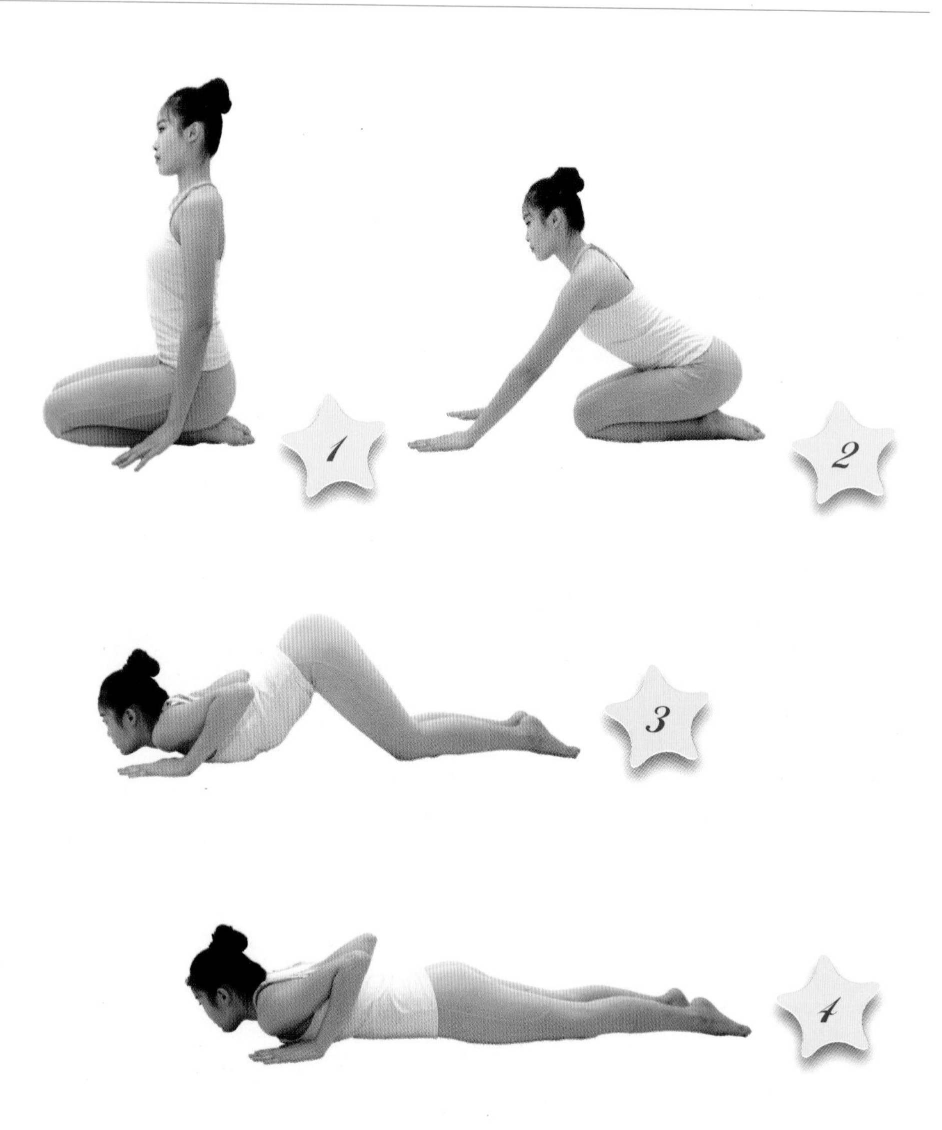

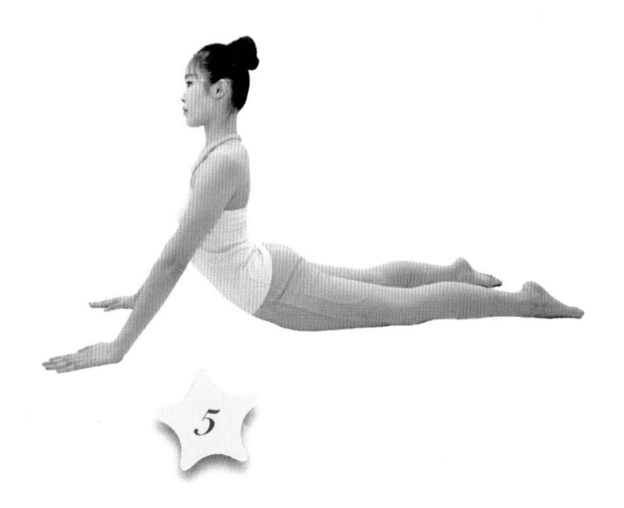

5

练习方法

（1）采用月亮式。

（2）吸气，移动重心向前。

（3）弯曲手肘，双手始终不动，下巴、胸沿地面向前移动伸展。

（4）身体伸展开。

（5）手臂伸直，向上撑起上半身，呼气，头后仰，髋部放松下沉，吸气，头向上回正，呼气，弯曲手肘，臀部、重心向后移动，弯曲双膝，臀部坐回脚跟，手臂伸直，额头触地，回到起始动作月亮式放松。

练习禁忌

手臂有伤、手腕有伤者不宜练习。

叩首式

Pranamasana

难度系数 / 3.5

使更多的血液流向头部，放松大脑，让血液更好地滋养面部。

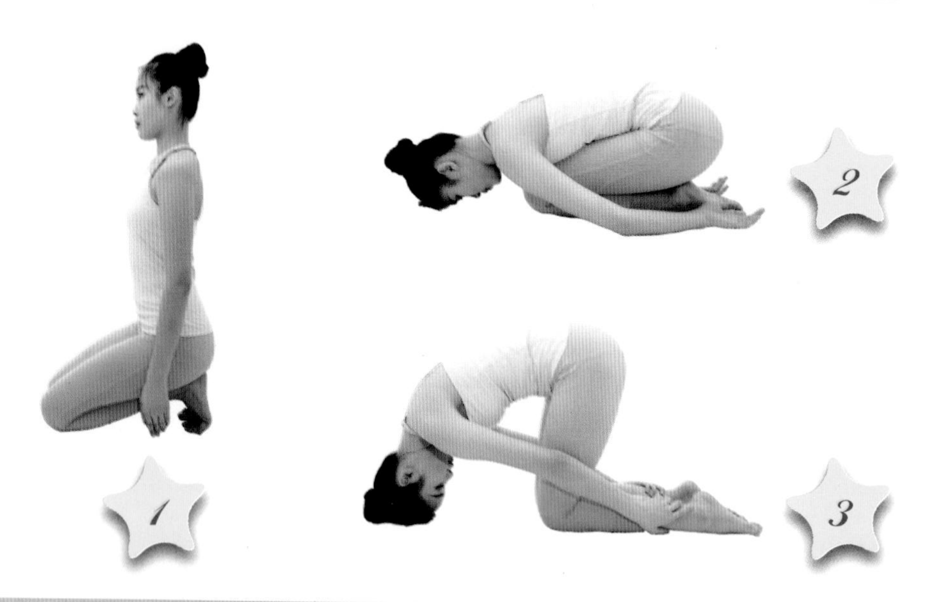

练习方法

（1）跪坐，臀部坐在脚跟上。

（2）额头触地，手在体侧，掌心向上，调整好呼吸。

（3）吸气，抬起臀部，重心前移，由额头触地转移到头顶触地，大腿垂直于地面，肩、手臂放松，保持均匀的呼吸，可以闭上眼睛，还原时，呼气，慢慢移动臀部坐回脚跟，额头再次触地，婴儿式放松。

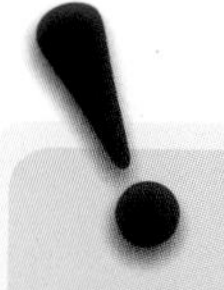

练习禁忌

颈椎有疾患、生理期、有眩晕症、美尼尔综合征者不宜练习。

第四节 坐姿起始的瑜伽体位

单腿背部伸展式

双腿背部伸展式

前伸展式

单腿跪伸展式

束角式

转躯触趾式

山式

扭头及膝式

半 / 单莲花背部伸展式

半莲花脊柱扭动式

圣哲玛里其第一式

简易脊柱扭动式

脊柱扭动式

坐角式

单腿背部伸展式

Janu chimottanasana

难度系数 / 1.8

加强髋关节和膝关节的灵活性，
加强消化功能，缓解紧张、疲劳。

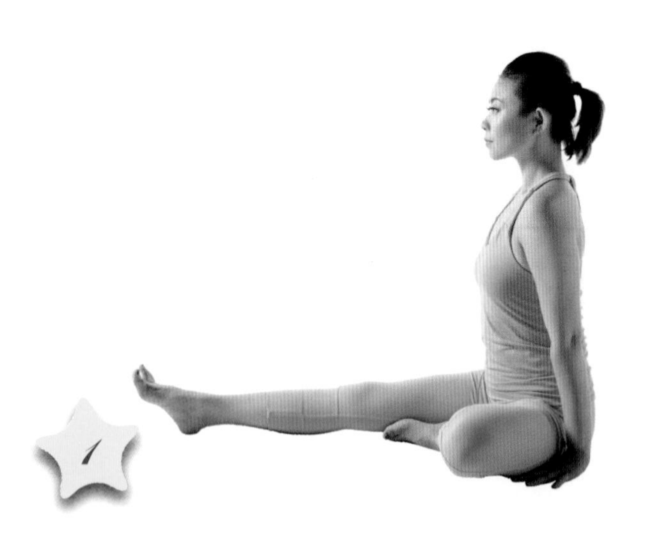

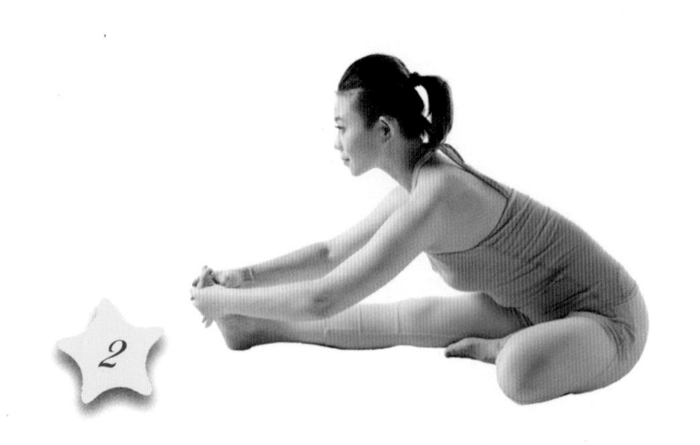

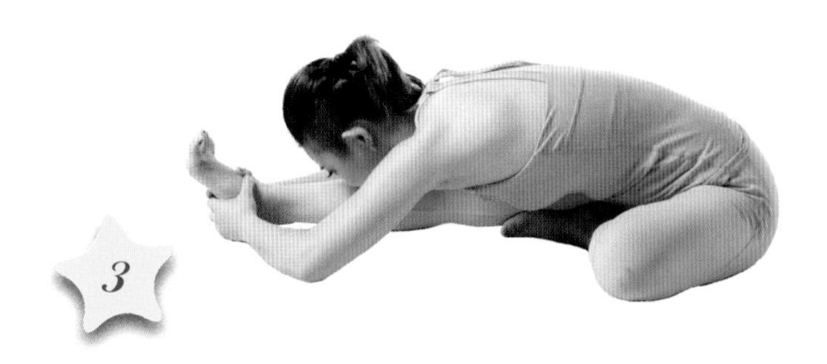

练习方法

（1）正坐，双腿伸直，弯曲左膝，左脚掌贴向右大腿根部。

（2）双手抓住右脚趾或小腿，吸气，自腰部延展脊柱向上，仰头。

（3）呼气，屈肘，自腰部慢慢地向前、向下，腹部贴向大腿，头贴向膝关节或小腿或最终将下巴贴向右腿内侧。保持时，均匀地呼吸，可闭上眼睛；还原时，吸气，抬起上体、手臂，呼气，放落手臂回到体侧。

练习禁忌

腰椎间盘突出、腰肌劳损者不宜练习。

双腿背部伸展式

Pash chimottanasana

难度系数 / 1.6

伸展脊柱及双腿，按摩内脏器官，
有助于缓解女性痛经症状，使人安静。

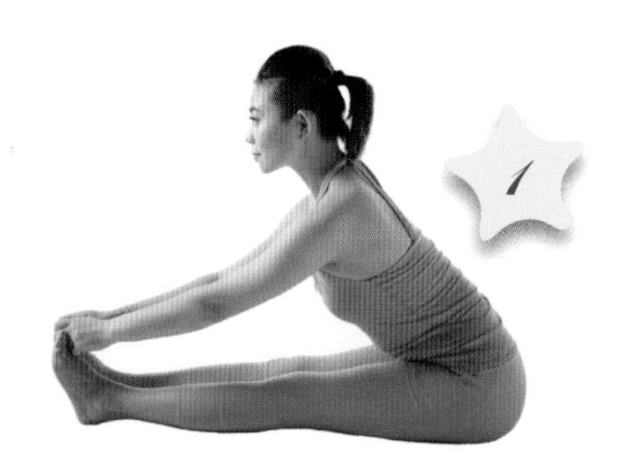

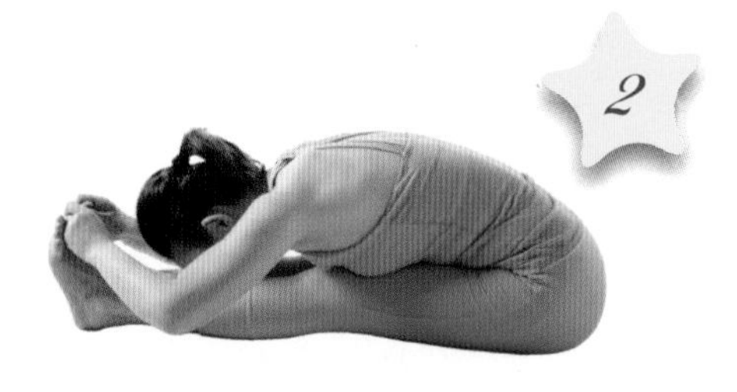

练习方法

（1）正坐（长坐），双腿向前伸直。呼气，伸直双臂向前，分别用左手和右手的大拇指、食指和中指夹住左脚和右脚的大脚趾。

（2）呼气，屈肘，腰部尽量贴向大腿，头触向膝盖或小腿。保持时，均匀地呼吸。还原时，吸气，抬起手臂、上体；呼气，手臂由两侧放落。

练习禁忌

腰椎间盘突出、腰肌劳损者不宜练习。

前伸展式

Setu asana

难度系数 / 2.0

锻炼、收紧腰腹，加强手臂力量及小臂骨。

练习方法

（1）正坐，双腿并拢伸直，双手撑在身后地面上，与肩同宽，十指尖向脚的方向。

（2）吸气，抬起臀部、下肢，脚掌踩向地面，身体呈斜面，如腰部力量充足，可继续抬起上身，接近与地面平行，仰头。保持时进行腹式呼吸，背部、臀部收紧向上。还原时，呼气，慢慢有控制地放落身体回到地面，放松全身。

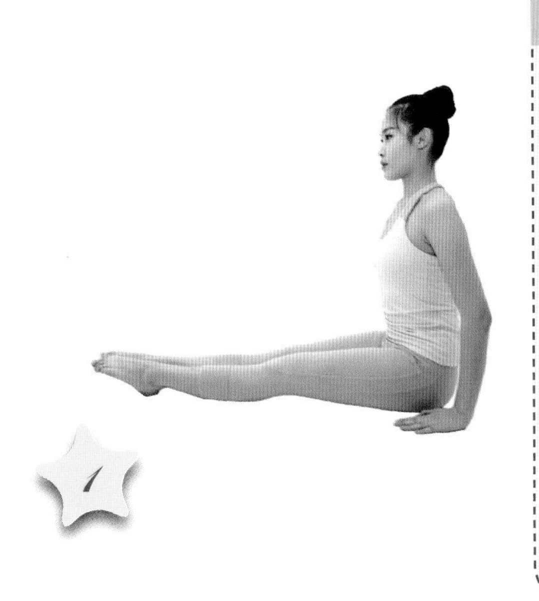

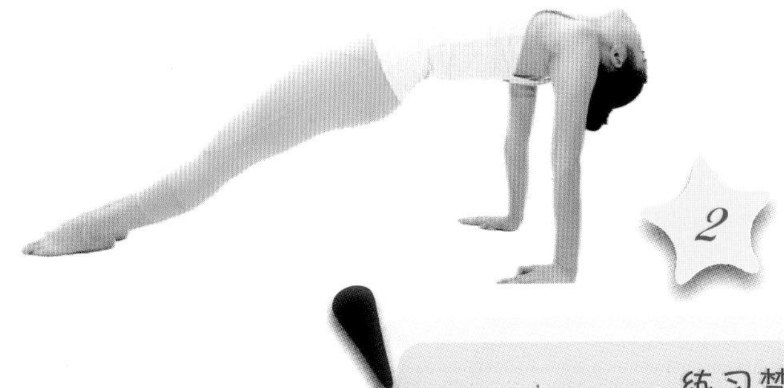

练习禁忌

手臂、手腕有伤者不宜练习，腰部有疾病者小心练习，如在发病期不宜练习。

单腿跪伸展式

Tryanga mukhaikapada paschimatanasana

难度系数 / 2.0

伸展脊柱及双腿，按摩内脏器官，
有助于缓解女性痛经症状，使人安静，灵活膝关节，伸展大腿前侧。

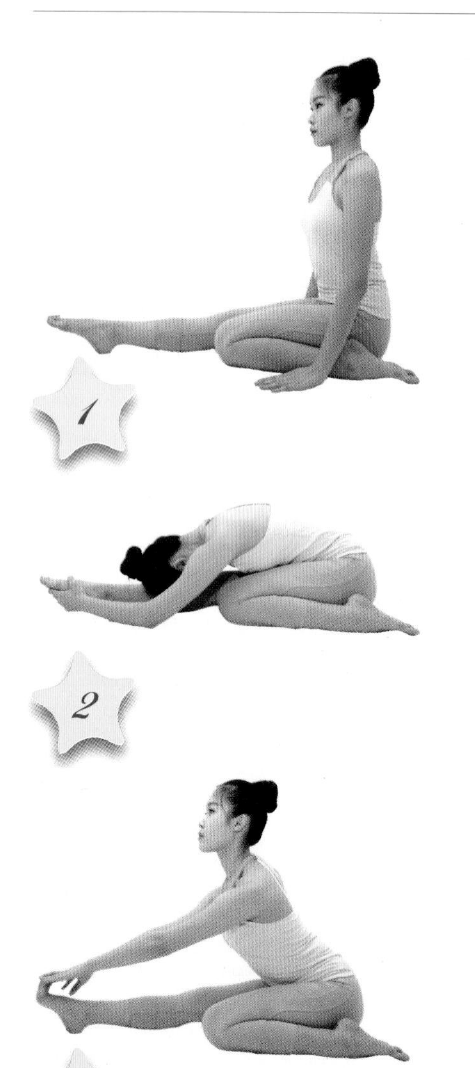

练习方法

（1）长坐，左膝关节向外弯曲，大小腿贴紧，左脚跟放在臀部外侧，脚背贴地。

（2）双手向前伸展抓住右脚尖。吸气，向前、向上伸展整条脊柱，呼气，身体向前弯曲，腹部贴向右大腿，面部贴向右小腿，双肩、双肘向外放松，呼吸保持稳定。

（3）还原时，吸气，手臂向前、向上带动身体回复立直，呼气，手臂放落，左腿回复伸展，稍放松后，进行反方向练习。

练习禁忌

腰部有疾病者不宜练习。

束角式

Baddha konasana

难度系数 / 2.5

对生殖系统有益，有益女性生理期。

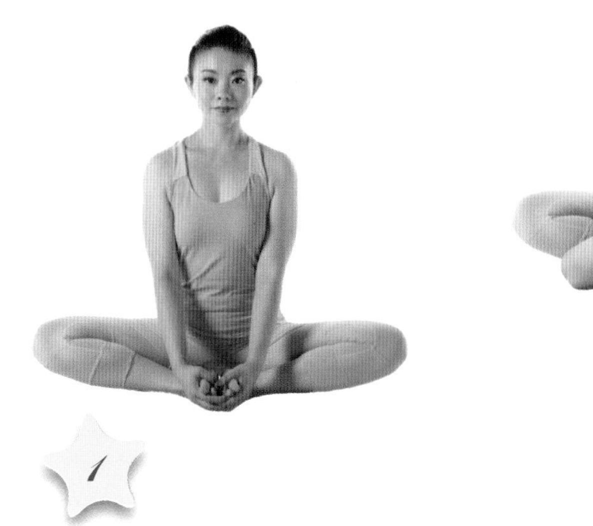

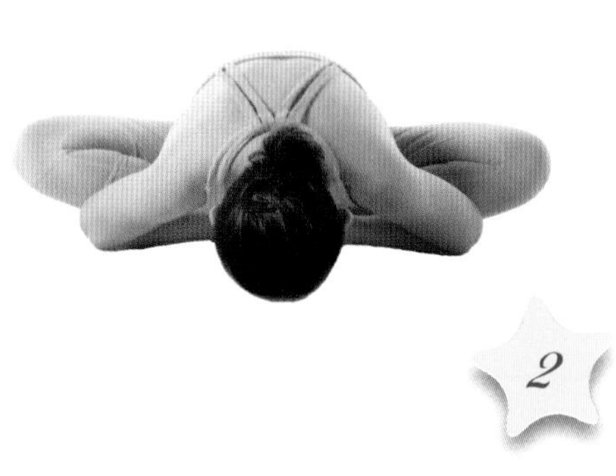

练习方法

（1）长坐，弯曲双膝，脚掌相对，膝关节自然外展，脚跟尽量靠近身体，双手十指相扣固定脚尖，吸气，向上推展整个背部，稍抬头。

（2）呼气，身体平展着向前弯曲，腹部贴近脚内侧，胸腔贴近脚尖，额头贴地，肘关节自然放松，呼吸保持稳定，还原时，吸气，依次收回头、颈、背、腰部，身体直立，呼气，松开双手，帮助双腿向上并拢，双手环抱小腿，放松。

练习禁忌

腰椎有疾病者不宜练习。

转躯触趾式

The torso twist toes touch

难度系数 / 2.5

能充分减少肩背、腰腹部周围的多余脂肪，缓解肩颈紧张。

练习禁忌
腰椎有疾病者小心练习，骶骨、尾骨、坐骨有疾病者不宜练习。
1
2

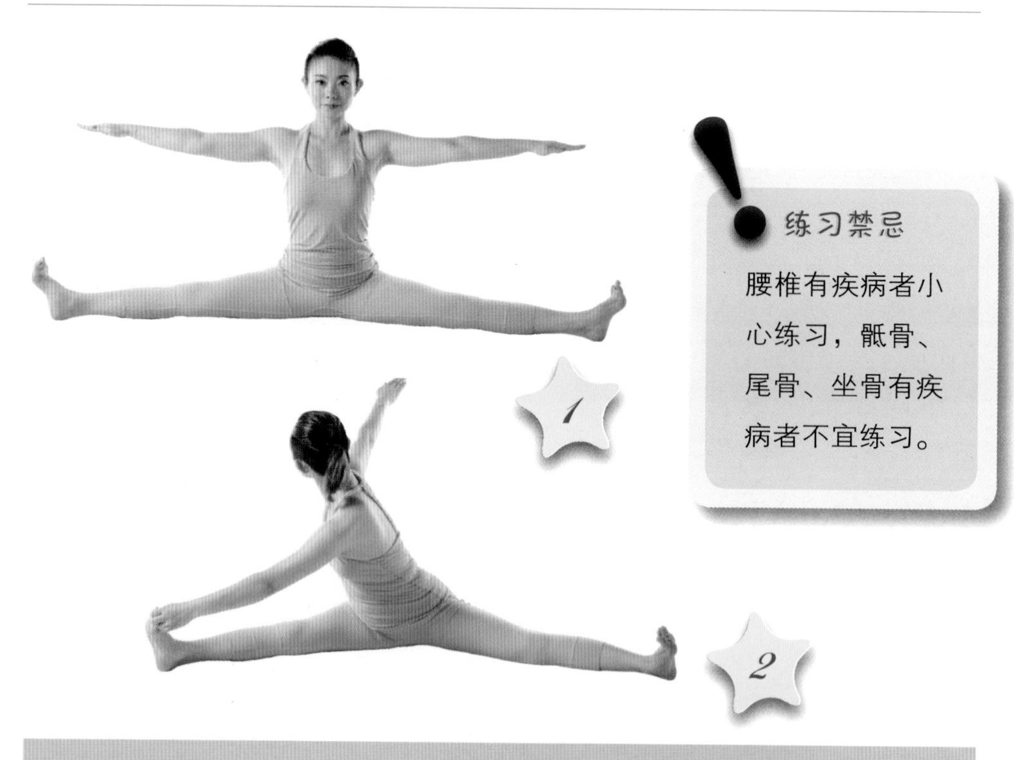

练习方法

（1）长坐，双腿向外展开一个舒适的角度，吸气，双臂侧平举，腰背部立直向上。

（2）呼气，身体向右扭转，左手抓右脚大脚趾，整个背部收紧，充分向后扭转，右臂向后上方抬高，尽量指向身体后上方，均匀的呼吸保持。还原时，吸气，上身转回前方，呼气，转向另外一侧，两侧保持时间一致。动作回复时，吸气，上身转回前方，呼气，双臂向下还原于体侧，放松。

山式

Samasthiti

难度系数 / 4.2

灵活下肢关节，促进盆腔和下肢血液循环，可充分伸展整条脊柱、双肩、双臂，充分放松颈椎和颈部两侧肌肉，紧致上臂内侧肌肉。

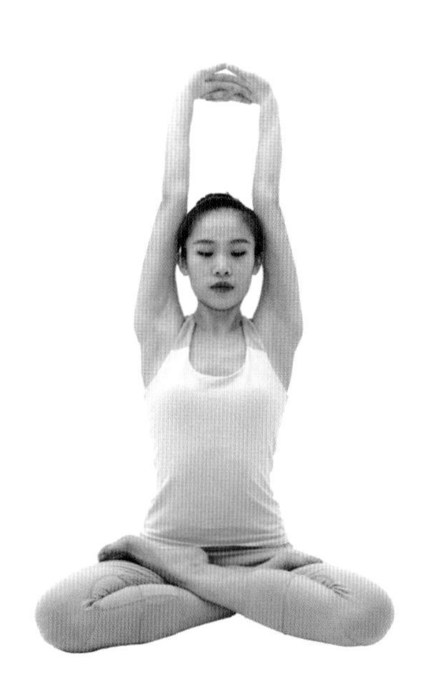

练习禁忌

膝关节、脚踝近期有损伤者可选择舒适的坐姿完成，不要强求双莲花式。

练习方法

双莲花坐，双手体前十指交叉，吸气，抬高双手在胸前翻掌向上，双臂向上伸展，呼气，至上臂贴紧耳朵。吸气，抬头，呼气，颈部放松，眼睛看向手背，吸气，抬头回正，呼气，低头，下巴触胸骨（可重复练习2～3组）。还原时，头部回正；双手放开，呼气，由两侧向下放落双臂，放松。

扭头及膝式

Parivrtta janu sirsasana

难度系数 / 4.0

可以非常好地柔软脊柱，伸展下肢，按摩内脏。

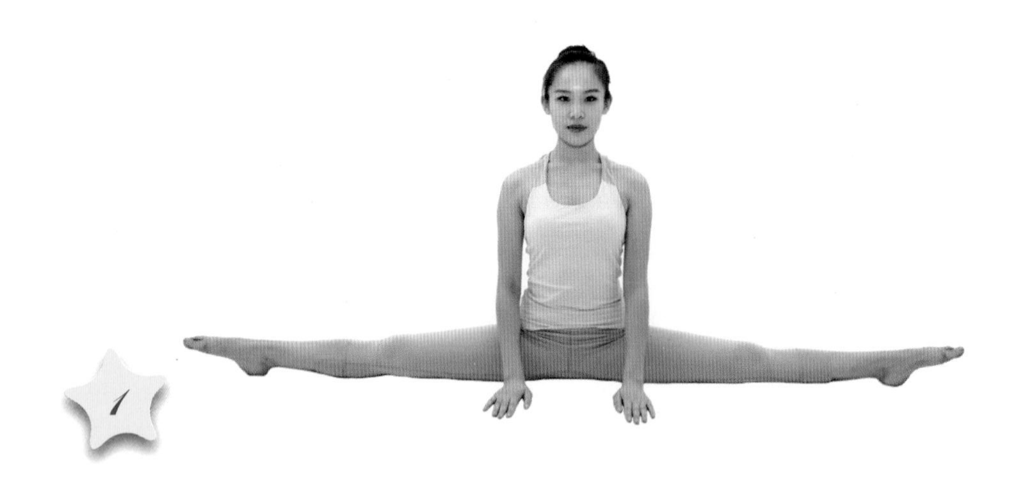

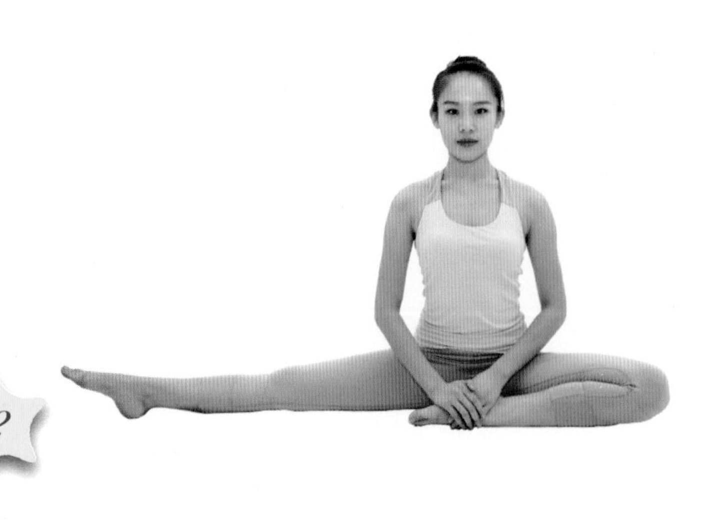

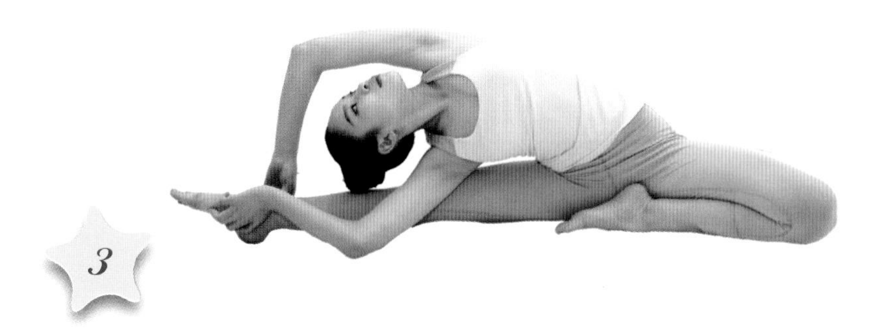

练习方法

（1）坐位，两腿分开。

（2）弯曲左膝，将左脚跟尽量贴近身体。

（3）右手虎口向下抓住右脚内侧或大脚趾，左手抓右脚外侧，上身向右侧弯，呼气，头从两臂之间穿出，面向上。保持时，均匀地呼吸。还原时，吸气，起身，伸展双臂；呼气，放落双臂，稍放松后，进行反方向练习。

练习禁忌

高血压、心脏病患者不宜练习。

半/单莲花背部伸展式

Ardha Baddha Padma Paschimottanasana

难度系数/2.5

加强髋关节和膝关节的灵活性，加强消化功能，
缓解紧张、疲劳。

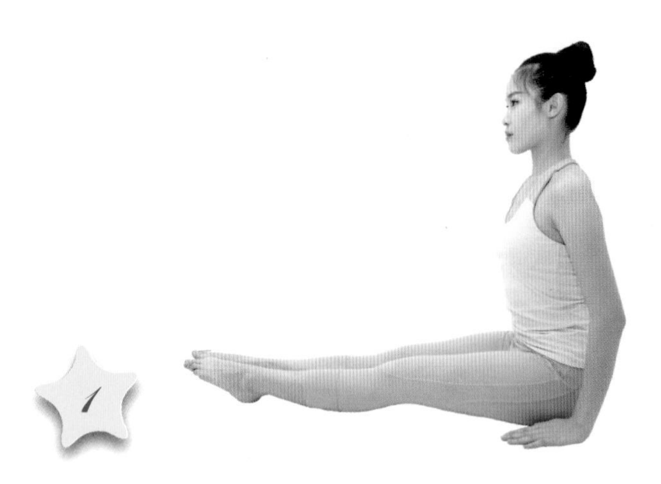

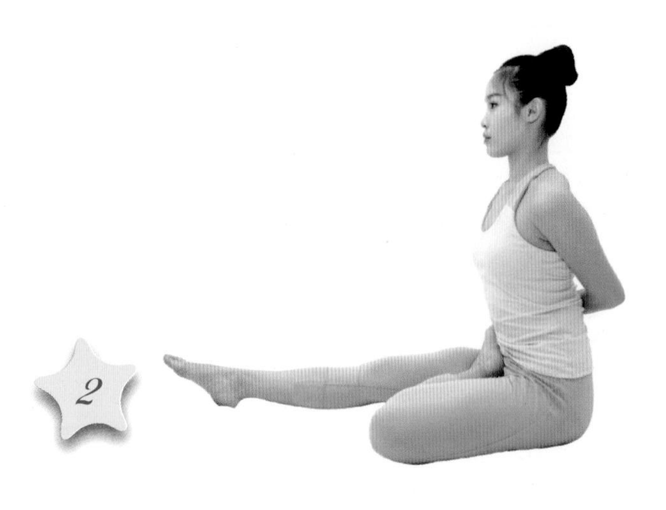

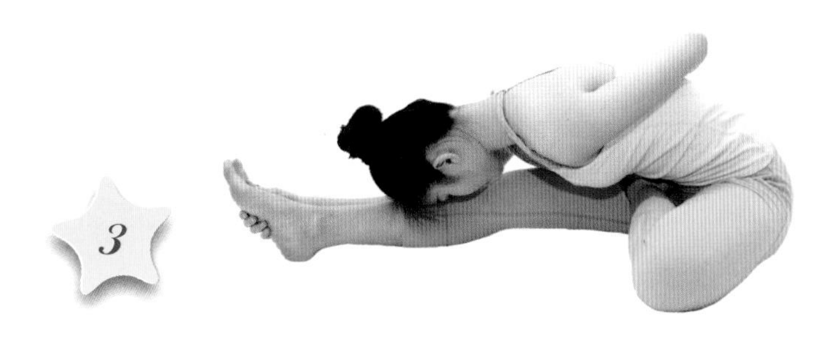

练习方法

（1）正坐。

（2）弯曲左膝，左脚背放在右大腿根上，脚掌向上，左臂从后面绕过背部，吸气的同时双手抓住左脚的脚趾。

（3）吸气，自腰部延展脊柱向上，手臂伸展，右脚跟可离地，伸直膝关节，呼气，上身自腰部向前、向下，让头触向膝盖或小腿，右手抓右脚。保持这个体式30~60秒，闭上眼睛，均匀地呼吸。还原时，松开双手，吸气，双臂、上身向前、向上伸展，呼气，双臂自两侧向下放落。稍后再进行身体另一侧的练习。

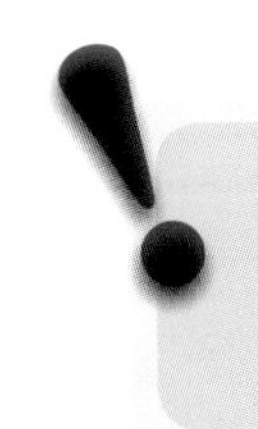

练习禁忌

腰部有疾病者不宜练习。

半莲花脊柱扭动式

Ardha Matsyendrasana

难度系数 / 2.5

灵活下肢关节，促进盆腔下肢血液循环，
放松脊柱，缓解肩颈紧张。

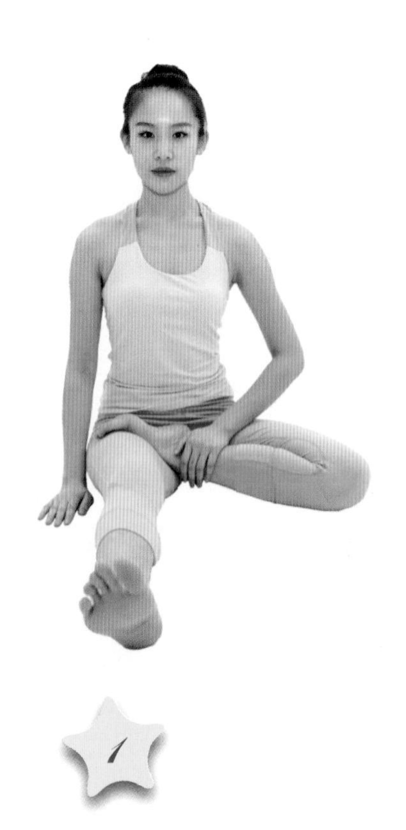

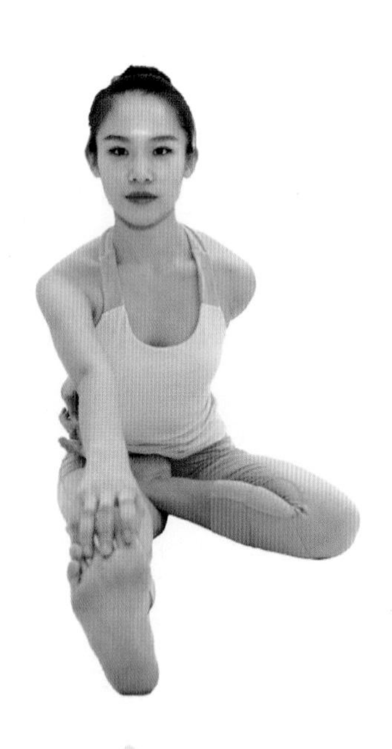

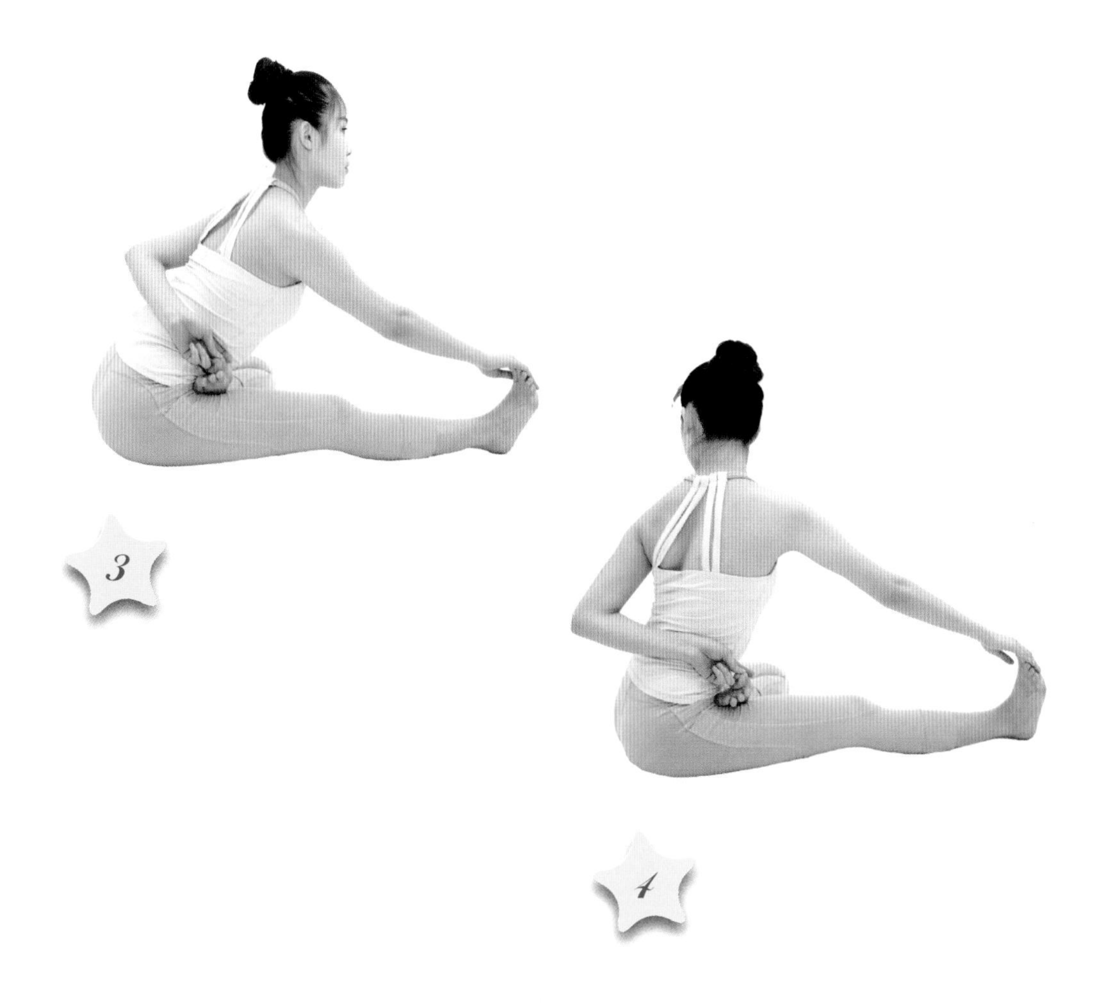

练习方法

（1）坐位，双腿伸直，弯曲左膝，左脚背放在右大腿根处。

（2）左手从后背抓左脚，右手前三个手指抓右脚大脚趾。

（3）吸气，延展脊背。

（4）呼气，扭转上体向左后方，左肩向后扭转展开，眼睛顺着左肩方向向后看。吸气，身体回正，呼气，松开手，放松腿，再进行对侧练习。

圣哲玛里其第一式

Marichyasana 1

难度系数 / 3.0

对腹腔内脏、腰腹有很好的滋养效果，
加强手臂、肩部伸展性和柔韧性。

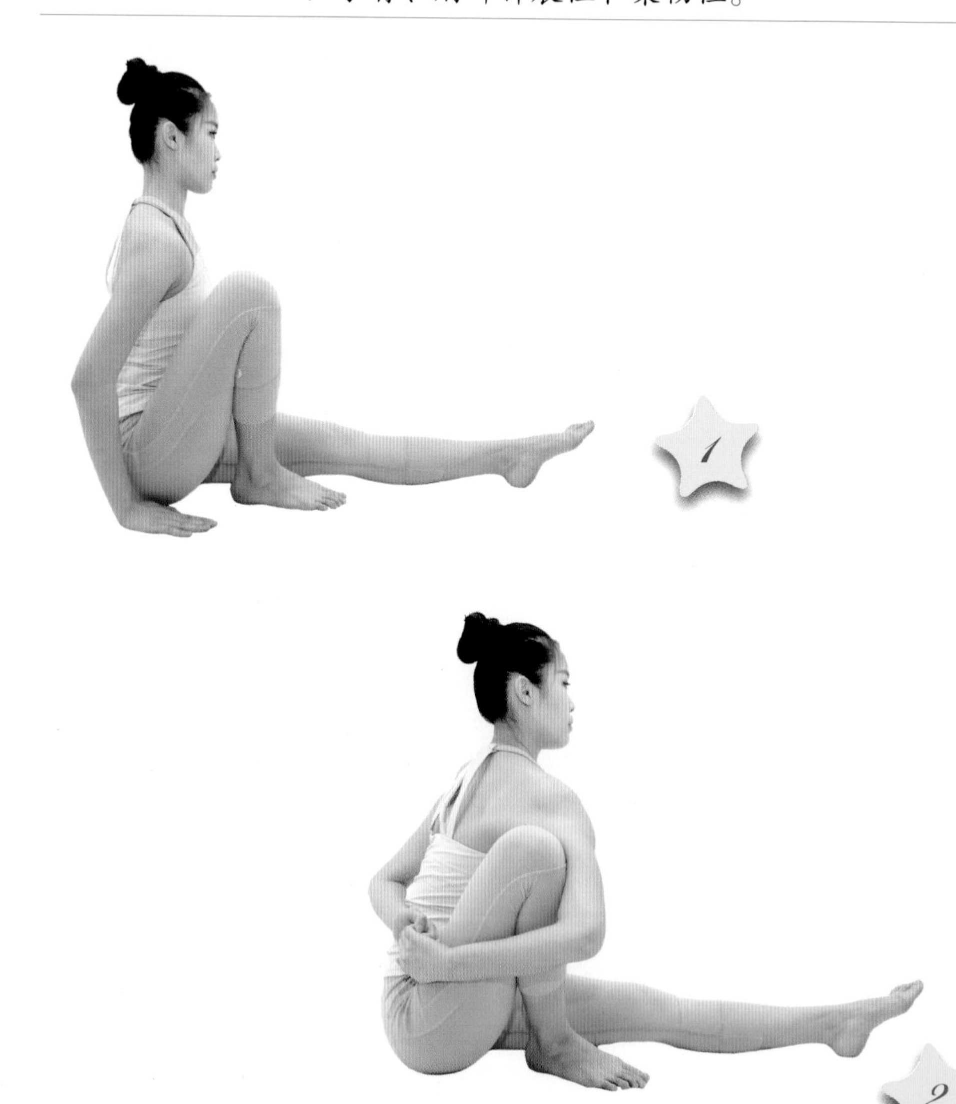

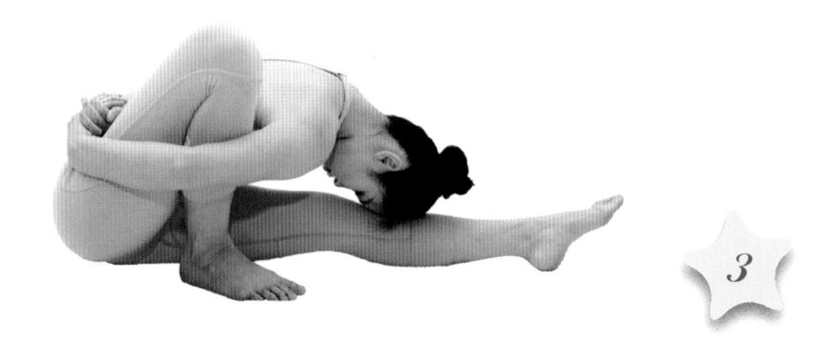

练习方法

（1）长坐，弯曲右膝，右脚跟尽量靠近臀部。

（2）右肩向前伸，直到右腋窝抵住垂直于地面的右腿胫骨。弯曲右肘，右臂环绕住右腿胫骨和右大腿，右前臂向后，双手在背后相握，左腿伸直。

（3）保持伸出的左腿伸直，呼气，弯曲上身向前、向下，把前额放在左腿上。练习此体式时，双肩应保持与地面平行，保持正常呼吸，维持这个姿势数秒。还原时，松开双手，上体立直，双腿伸直，放松。再进行对侧的练习。

练习禁忌

腰部、骶骨、坐骨有炎症者不宜练习。

简易脊柱扭动式

Meru wakrasana

难度系数 / 1.5

放松脊背、双肩，有助于减少腰腹部多余脂肪。

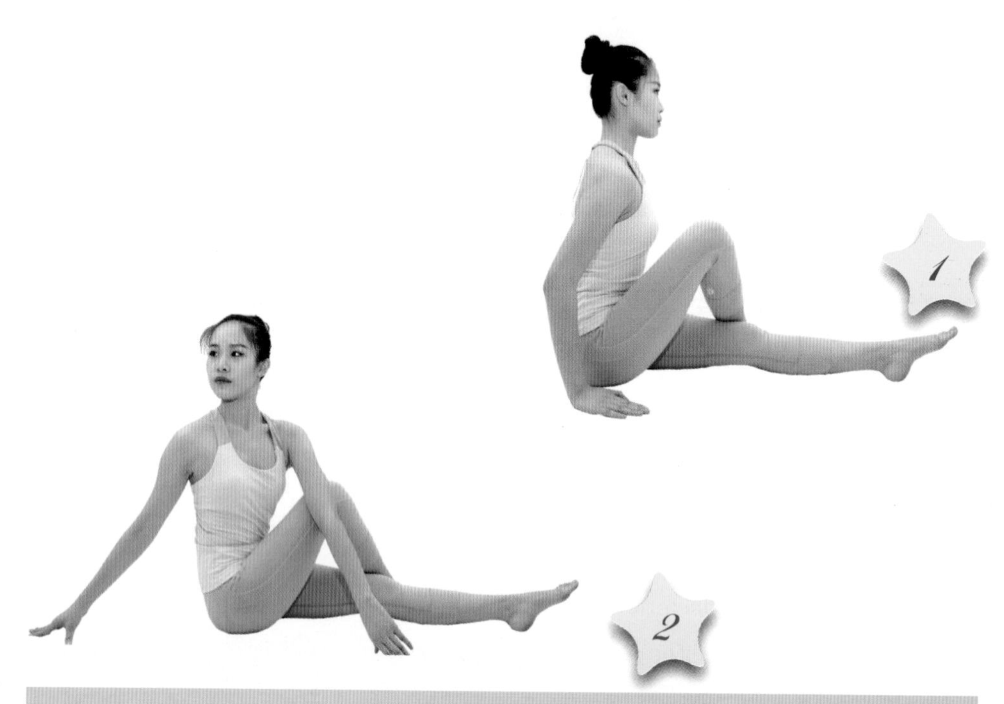

练习方法

（1）长坐（坐位，双腿向前伸展并拢，腰背立直），弯曲右膝，右脚踩在左腿外侧，左手放到右大腿外侧，右手在身后撑地，吸气，脊柱先向上伸展。

（2）呼气，躯干转向右后方，下巴对齐后侧肩部，上半身垂直地面。保持时，呼吸均匀稳定。还原时，吸气，身体向前转回；呼气，伸展右腿，手臂落回体侧。身体放松后，再进行另一侧的练习。

脊柱扭动式

Meru wakrasana

难度系数 / 1.5

放松脊背、双肩，有助于减少腰腹部多余脂肪。

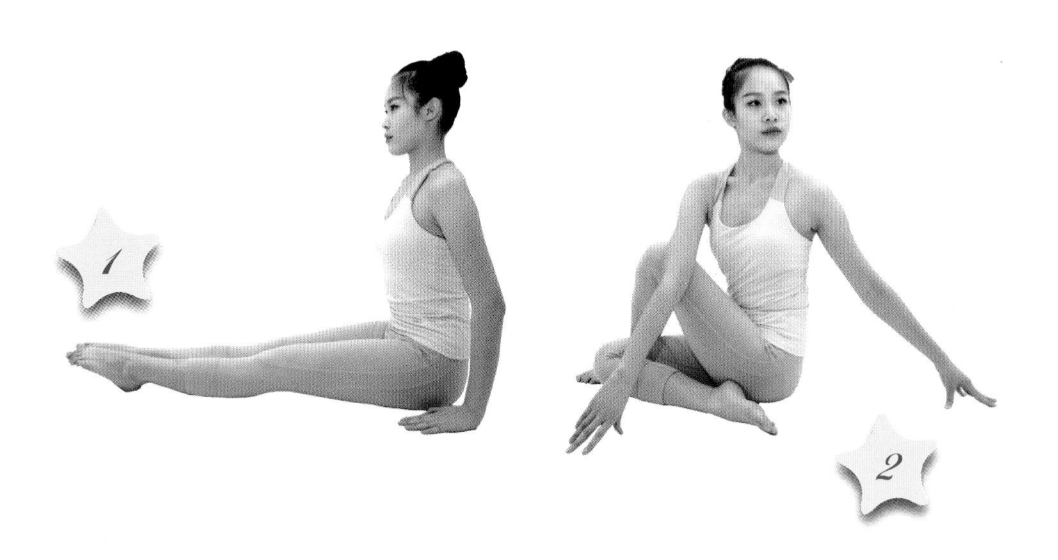

练习方法

（1）长坐，双腿向前伸展并拢，贴在地面。两手自然放在身体两侧，掌心贴地，上身保持挺直。

（2）弯曲右腿，将右小腿向内收，脚跟贴近左侧臀部下方。将左脚移到右膝外侧，脚掌放平在地上。右臂放在左腿前方，左臂放在上身侧后方，头随上体转向左侧，眼睛直视前方，保持正常呼吸。还原时，吸气，从头开始依次转回上半身；呼气，双臂收回放落，伸展双腿，放松。再进行对侧的练习。

坐角式

Upavistha konasana

难度系数 / 5.0

对生殖系统有益，有益于女性生理期。

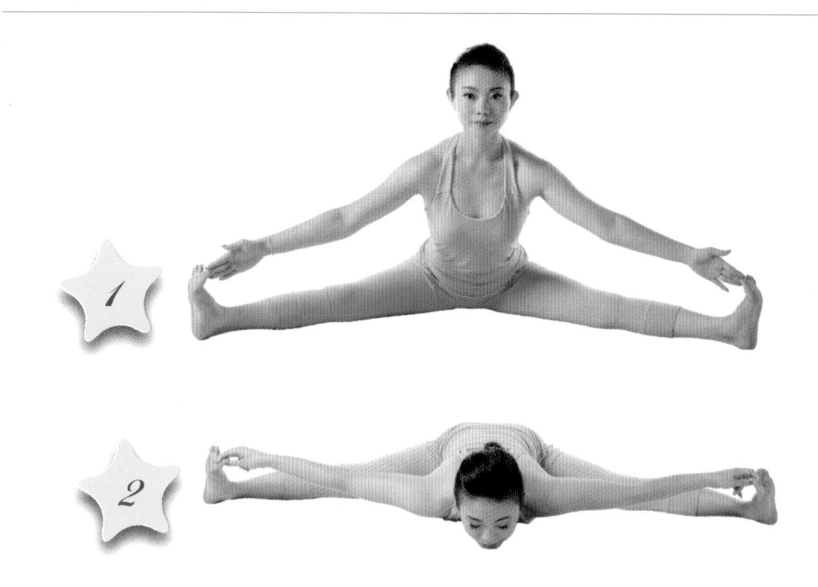

练习方法

（1）坐位，两腿分开，双手抓住同侧大脚趾。

（2）吸气，脊柱向上延伸，呼气，上体向前、向下弯曲，最终自腹部向上，身体贴地，下巴或额头着地，保持均匀的呼吸。还原时，腰腹用力，吸气，上体向上直立，呼气，双手收回，将两腿并拢，放松。

练习禁忌

腰椎有疾病者小心练习。

第五节 仰卧姿势起始的瑜伽体位

仰卧脊柱扭动式

仰卧下半身摇动式

上伸腿式

锁腿式

简鱼式

船式

仰卧脊柱扭动式

Supta meru wakrasana

难度系数 / 1.5

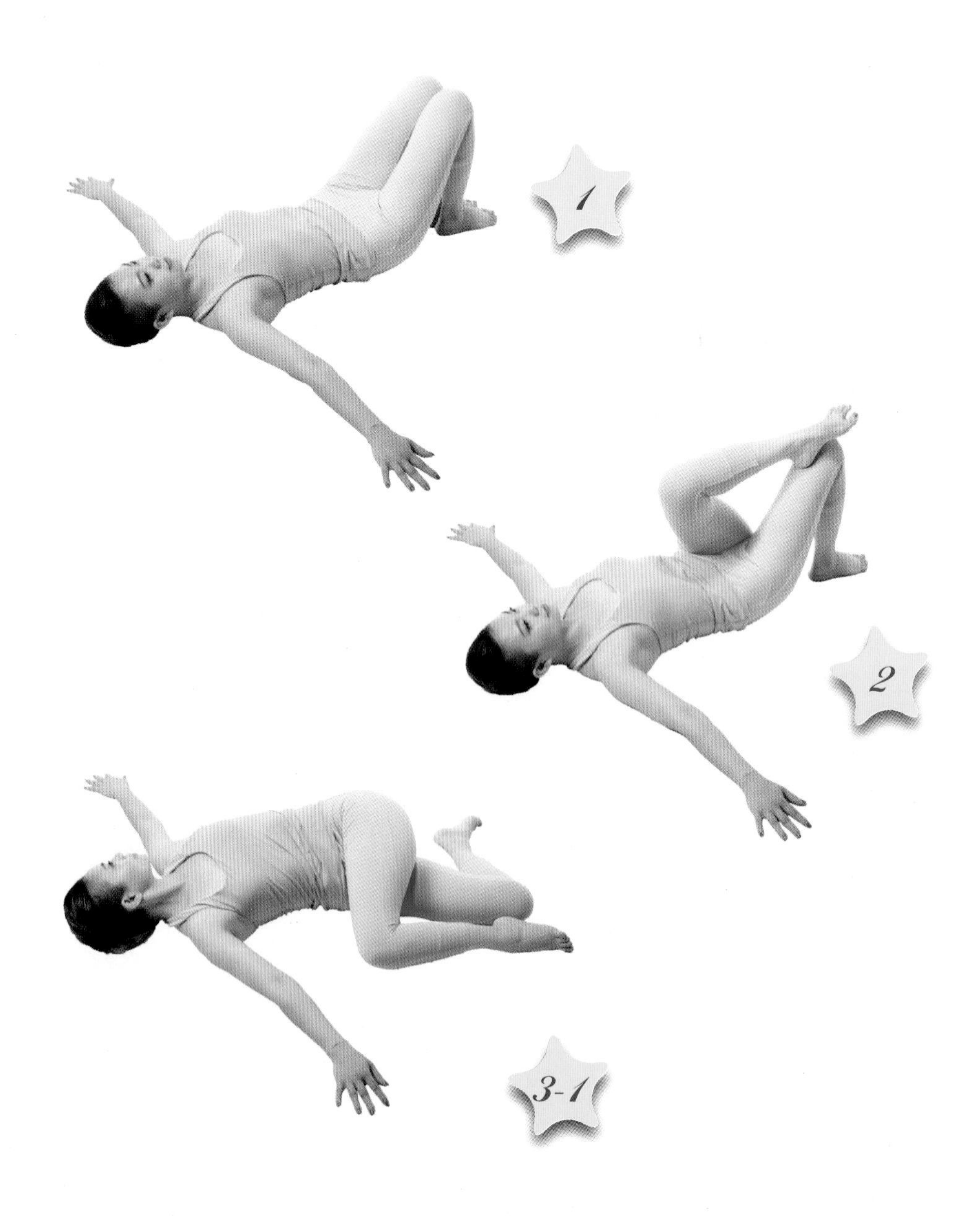

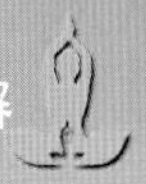

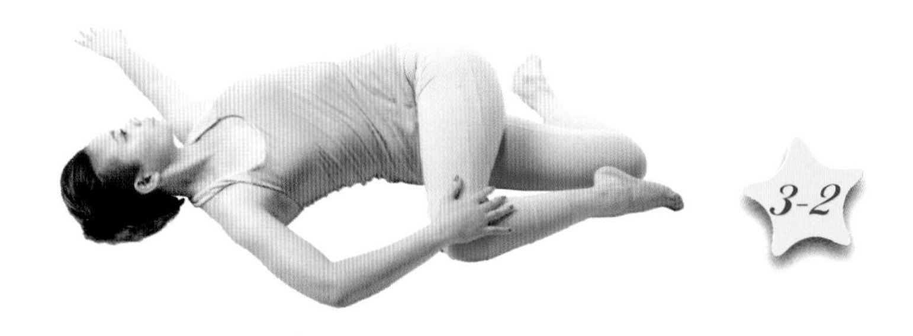

练习方法

（1）仰卧，手臂打开与肩平行，弯曲双膝，脚掌踩地。

（2）左脚踩在右膝上，深吸气。

（3）呼气时，双腿扭转向右，头向左，做到自己的最大限度（可将右手按压在左膝上）。吸气，身体回正，左脚落回地面。然后，右脚踩在左膝上，进行对侧的练习。

仰卧下半身摇动式

The lower body rock

难度系数 / 1.5

放松整条脊柱、腰背。

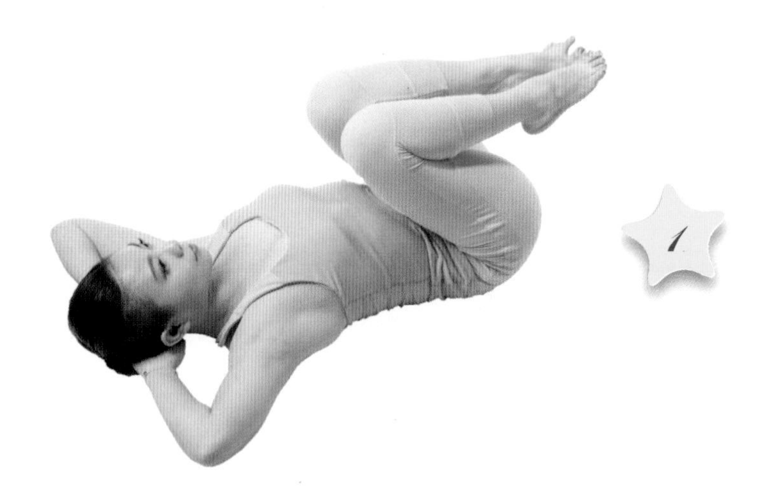

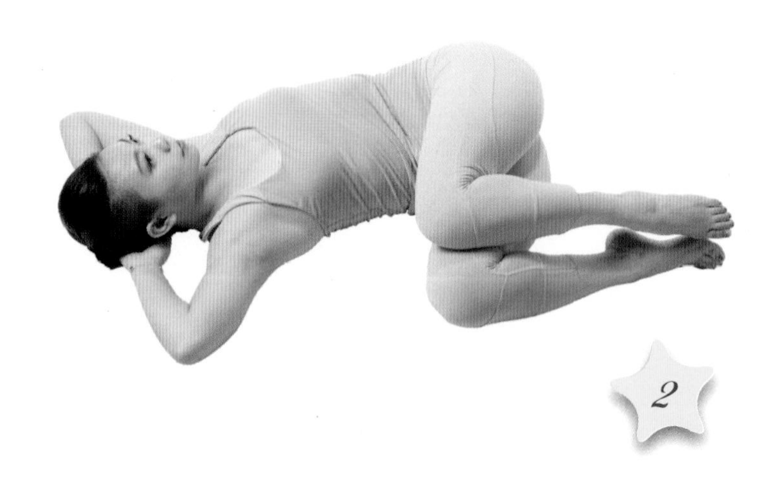

练习方法

（1）仰卧，双后十指交叉放于头后，吸气，弯曲双膝，抬起双脚，大腿靠近胸腹。

（2）呼气，双腿倒向身体右侧，双肩不离地。保持时，均匀地呼吸。吸气，身体回正；呼气，反方向扭转；吸气，身体再回正；呼气，还原仰卧位，放松。

上伸腿式

Urdhva prasarita padasana

难度系数 / 2.2

放松整条脊柱、腰背。

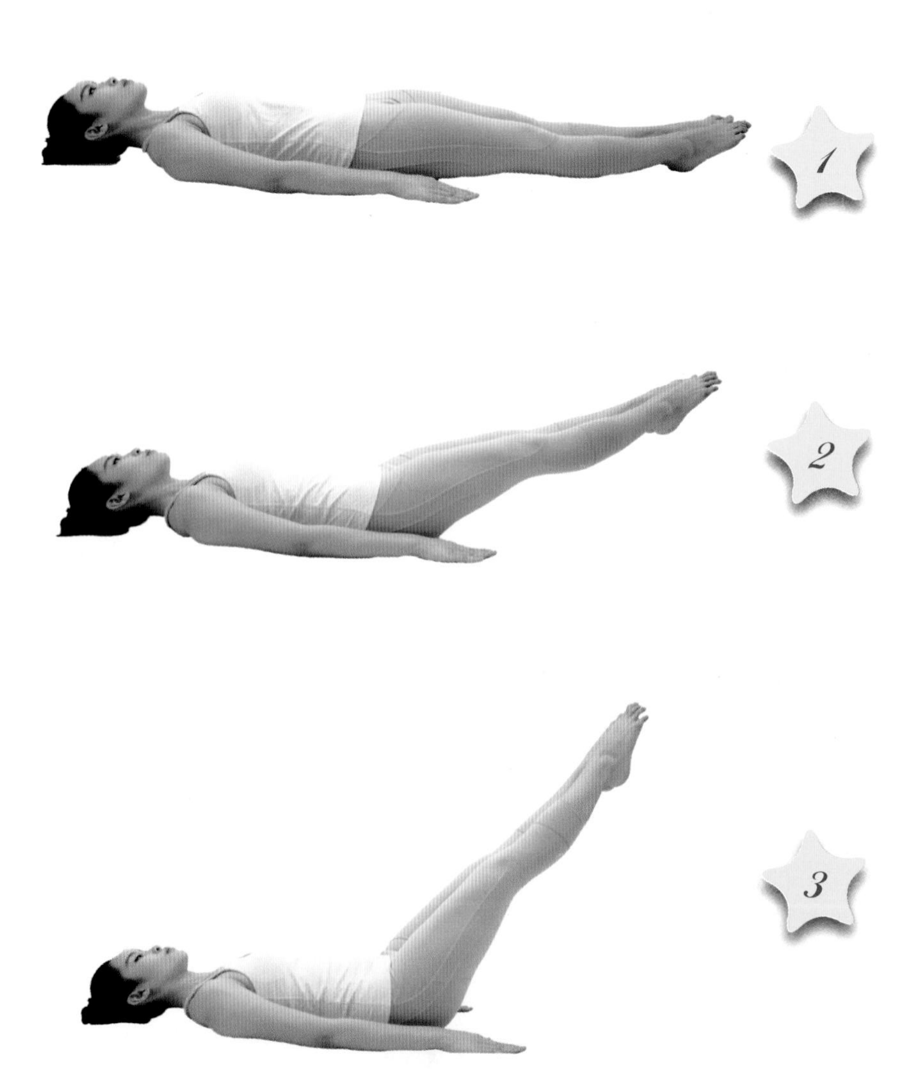

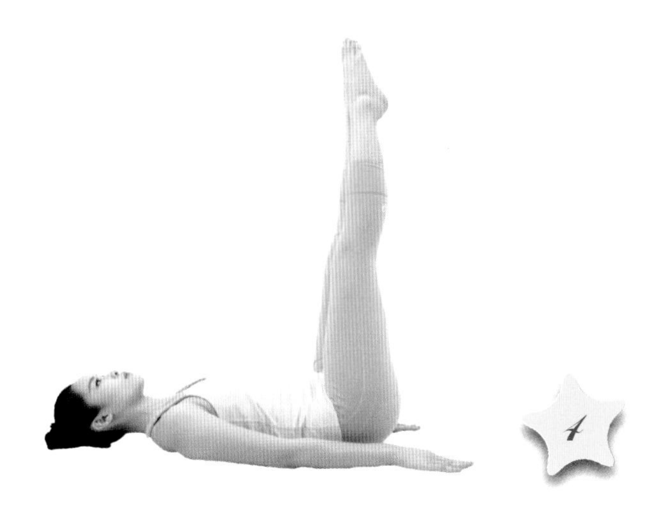

练习方法

（1）仰卧，手心向下，手臂放在体侧，先调整好气息，让呼吸平稳下来。

（2）深吸气，呼气，双腿向上抬起30°，保持，吸气，腿放落回地面。

（3）再呼气时，双腿向上抬起60°，保持，吸气，腿放落回地面。

（4）再呼气时，双腿向上抬起90°，保持，吸气，腿放落回地面，放松休息。依此练习重复数次。

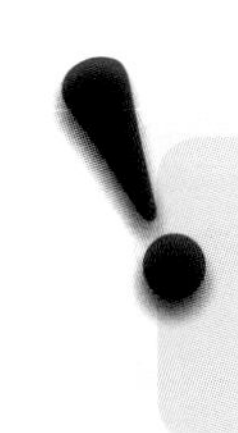

练习禁忌

腰部有问题或有疾病者不宜练习。

锁腿式

Apanasana

难度系数 / 1.5

缓解腰部的疼痛，按摩腹内脏，
促进消化、排泄，有助于消除腹内胀气。

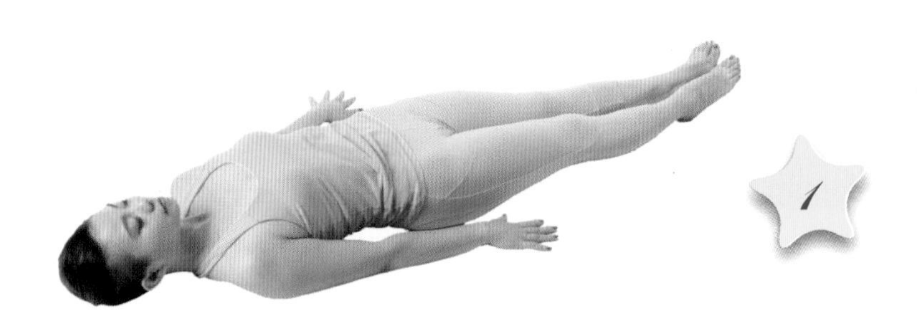

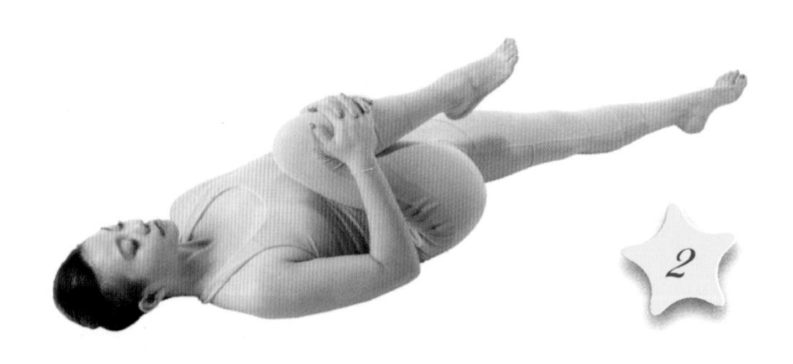

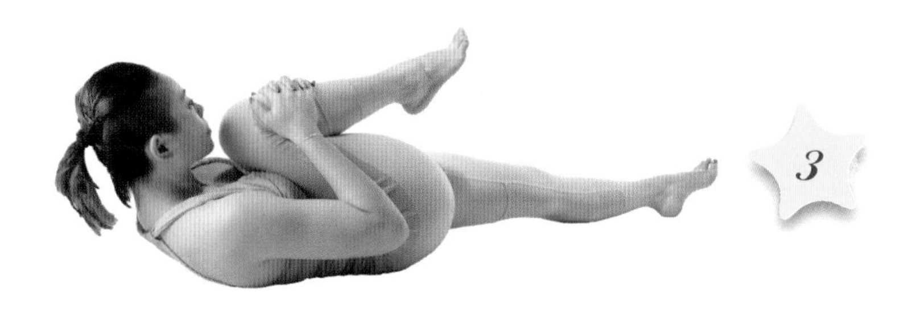

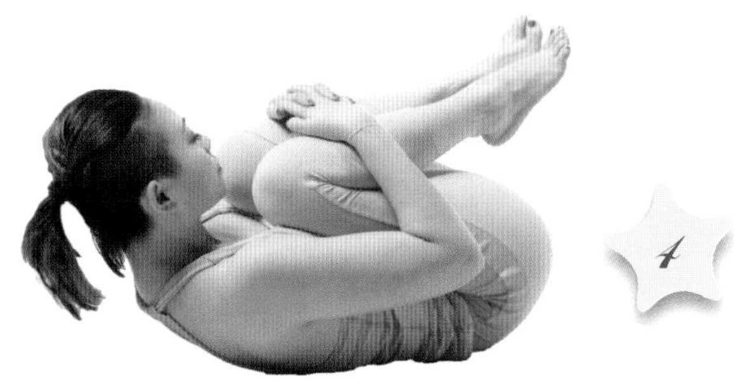

练习方法

（1）仰卧。

（2）弯曲右膝，双手十指交叉抱住右小腿，大腿靠向胸腹，尽量向上拉近。

（3）深吸气，呼气，抬起上身，下巴或鼻尖触向膝关节，保持时，自然地呼吸，不要屏气，手臂、腹部微微用力，吸气，上体头部放落回地面，松开双手，伸直右腿回落地面，摇摆放松，同样方法进行另一侧腿的练习。

（4）最后，弯曲双膝，双手抱住双小腿，双大腿靠向胸腹，之后与单腿同样方法保持、还原。

简鱼式

Sukha matsyasana

难度系数 / 3.8

伸展身体前侧，按摩内脏
器官，促进呼吸功能，消除紧张，改善体态。

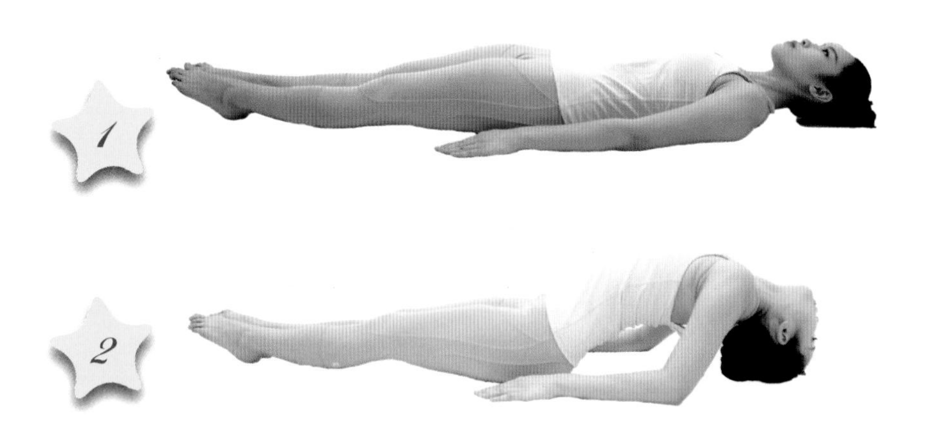

练习方法

（1）仰卧，手臂在身体两侧，双手掌心向下放在臀部两侧，全身放松。

（2）吸气，同时双肘撑地，把上身支撑起来，头顶触地，使背部尽量向上弓起，双手放在臀部两侧。保持时，均匀地呼吸，还原时，吸气，平衡放落背部、头部，双手伸直；呼气，仰卧位放松。

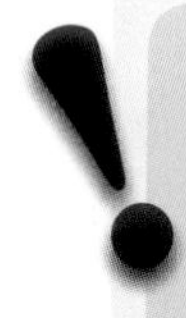

练习禁忌

有颈椎疾病、高血压、心脏病、眩晕、美尼尔综合征者不宜练习。

船式

Naukasana

难度系数 / 2.8

增强腰腹力量，消除脂肪，消除大腿脂肪，增强力量。

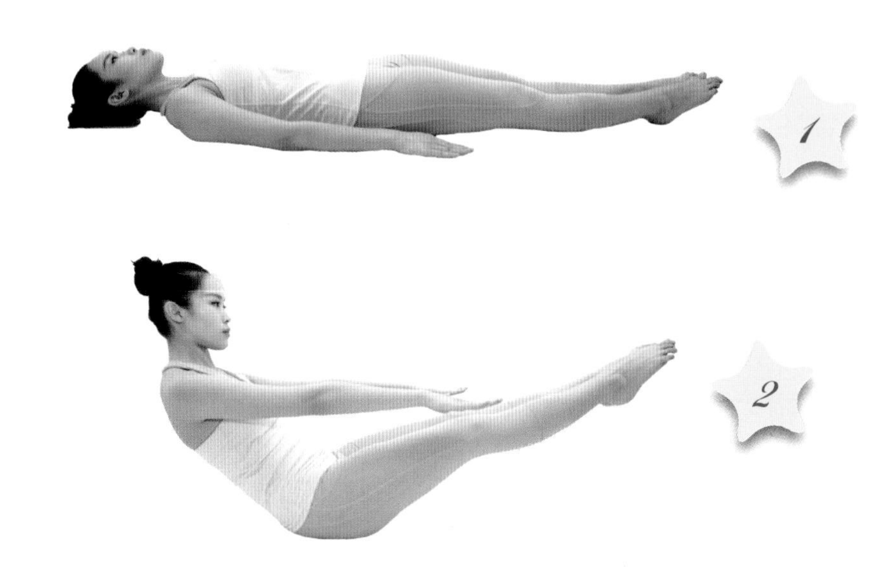

练习方法

（1）仰卧，双腿伸直并拢，两臂平放体侧，掌心向下。

（2）吸气，同时将头部、上身躯干、两腿和双臂全部抬离地面；脚趾和头部离地面高度相同；双臂向前伸直并与地面平行。屏住呼吸，尽可能长久地保持这个姿势。然后重复练习 6 次。

练习禁忌

有高血压、心脏病、腰部不好者不宜练习。

第六节 俯卧姿势起始的瑜伽体位

眼镜蛇式

眼镜蛇扭动式

蛇伸展式

简易蝗虫式

蝗虫式

弓式

眼镜蛇式

Bhujangasana

难度系数 / 1.8

柔软脊柱，促进腰背部血液循环，
有助于排出肾结石，扩展胸腔，有助于加深呼吸程度。

1
练习禁忌
腰椎间盘突出、腹部手术没有痊愈者不宜练习。
2

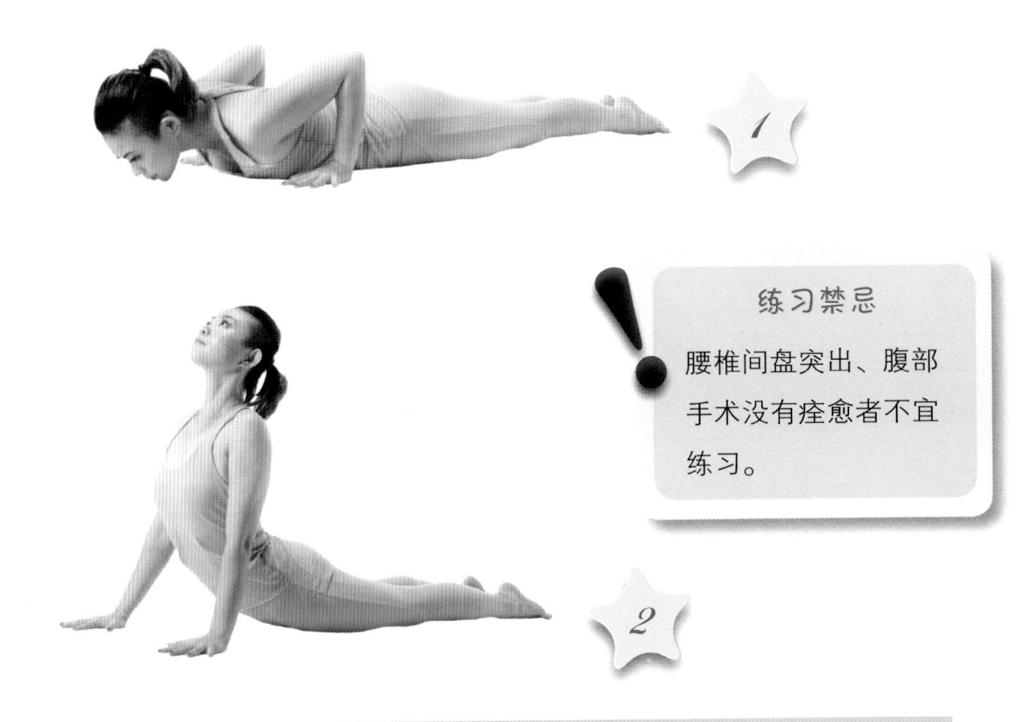

练习方法

（1）俯卧，双腿伸直并拢，弯曲双肘，双手十指向前放于腋下。

（2）吸气，慢慢地抬起头、颈、肩、背向上，直至手臂伸直，充分地收紧背部、臀部及双腿，上身再次向上、向后弯曲，仰头向上。保持时用腹式呼吸，意识放在腰背部。还原时，吸气，头回正，呼气，上身缓慢向下放回地面，双臂再回到体侧，头转到一侧放松。

眼镜蛇扭动式

Tiryaka bhujangasana

难度系数 / 2.0

有效消除腰部多余脂肪，有效加强肾脏。

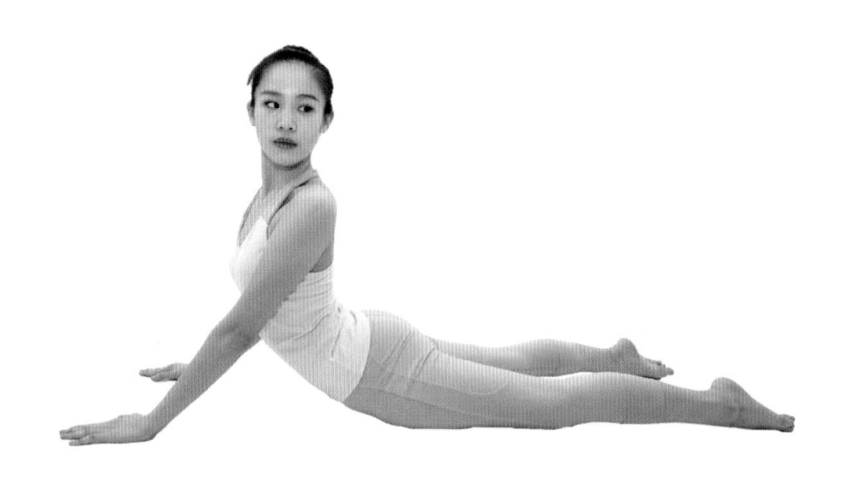

练习方法

先完成眼镜蛇式，双脚可稍分开，双眼平视前方，吸气，伸展脊柱，呼气，头向左后方扭转，左肩稍低，右肩稍高，吸气，转向前，呼气，转向另一侧。还原时，屈肘，依次放落腹、胸、下巴，俯卧放松。

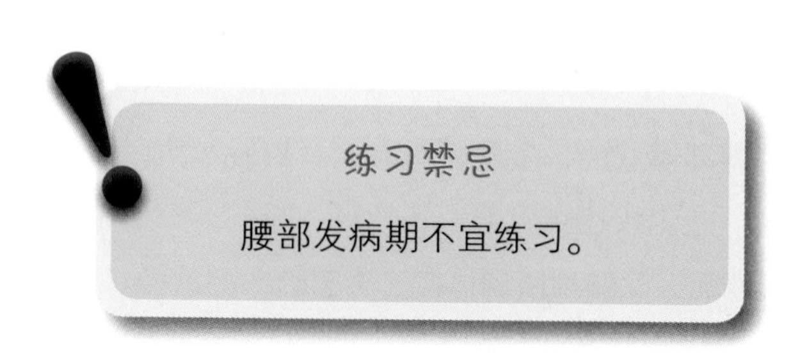

练习禁忌

腰部发病期不宜练习。

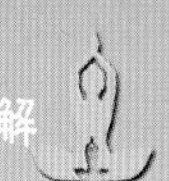

蛇伸展式

Bhujangasana variation

难度系数 / 2.0

加强背部肌肉、脊神经，消除腰部紧张，
消除大腿、臀部多余脂肪。

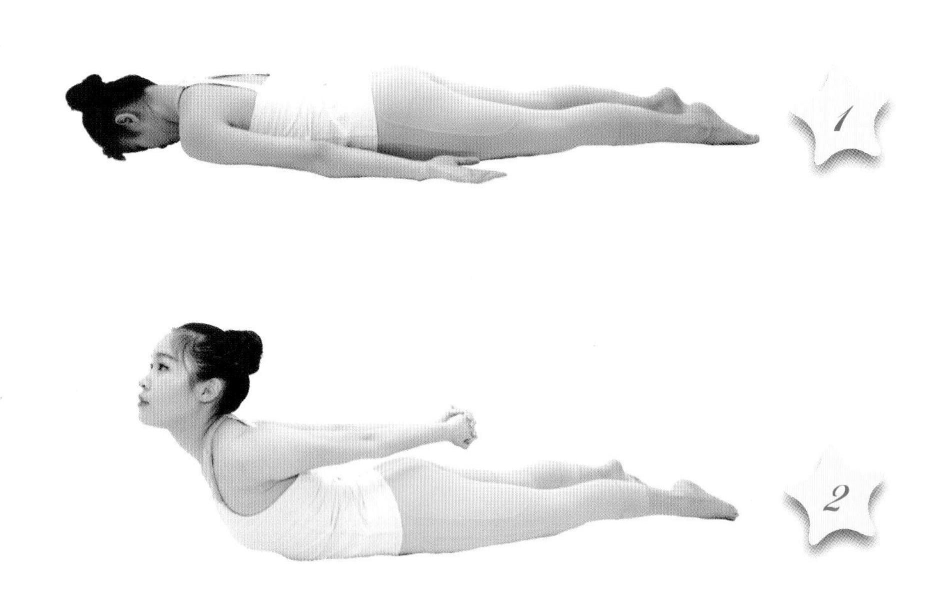

练习方法

（1）俯卧。

（2）双手在背后十指相交，吸气，抬起手臂和上体，收紧臀、腰背部、下肢肌肉，保持时可屏气，最好保持自然呼吸，呼气，放落身体。

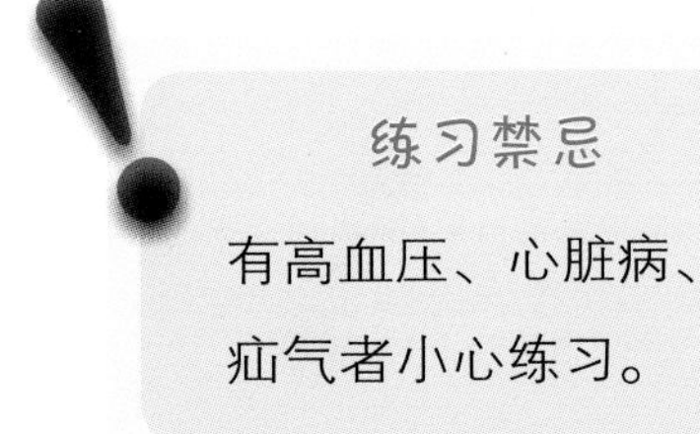

简易蝗虫式

Half salbhasan

难度系数 / 2.0

消除下肢脂肪，具有提臀的效果，
可以增强腰腹部的力量。

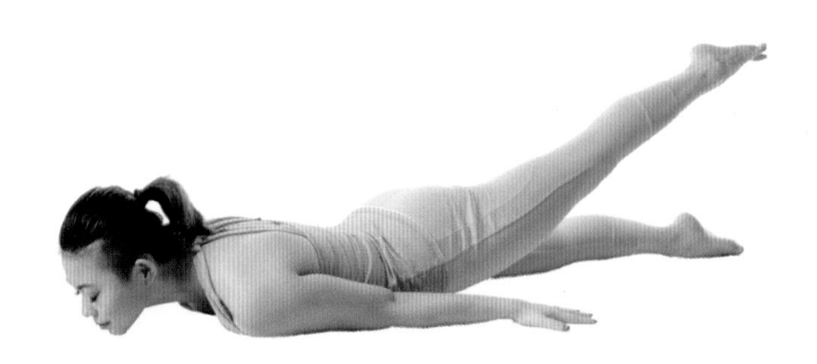

练习方法

俯卧，双手手心向上（也可向下或握拳）在体侧（或放在大腿下面），下巴或额头放在垫子上，吸气，左腿伸直抬起向上到最大限度，身体其他部分平贴垫子，保持时自然呼吸，呼气，左脚放落回地面，之后进行另一侧的练习。

练习禁忌

腰部发病期不宜练习。

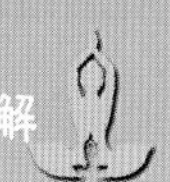

蝗虫式

Salabhasana

难度系数 / 3.0

消除下肢脂肪，收紧臀部，增强腰腹部力量。

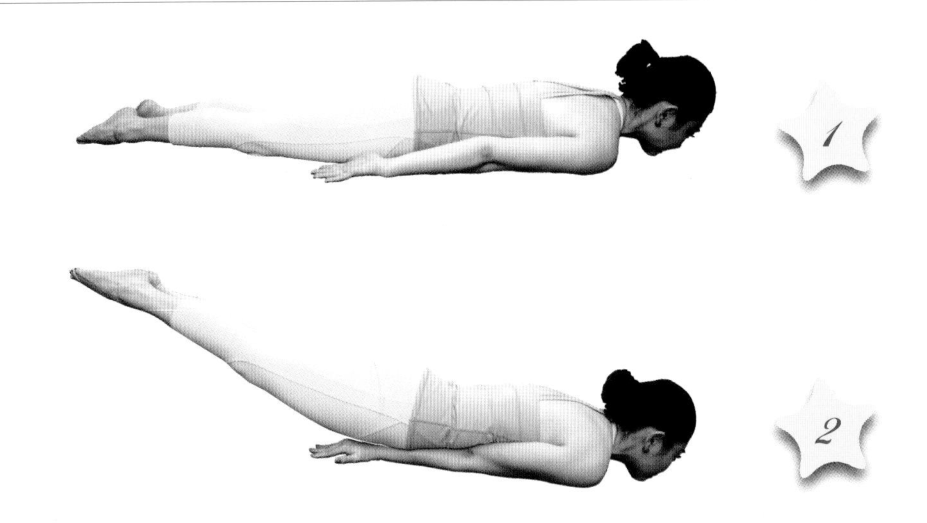

练习方法

（1）俯卧，双腿伸直，额头触地，闭上眼睛，放松全身。

（2）吸气之后屏息，双腿并拢伸直，手掌向下，慢慢抬起双腿向上，收紧身体后侧及腰腹部肌肉，使双腿尽可能抬高，保持自然呼吸，呼气时放落，放松。

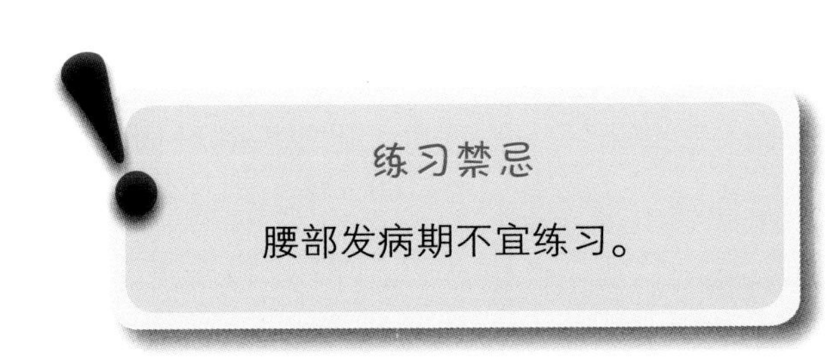

练习禁忌

腰部发病期不宜练习。

弓式

Dhanurasana

难度系数 / 4.0

有益于肾脏，增强下肢、腰背部力量，
柔软腰背、脊柱，充分伸展肩关节和双臂。

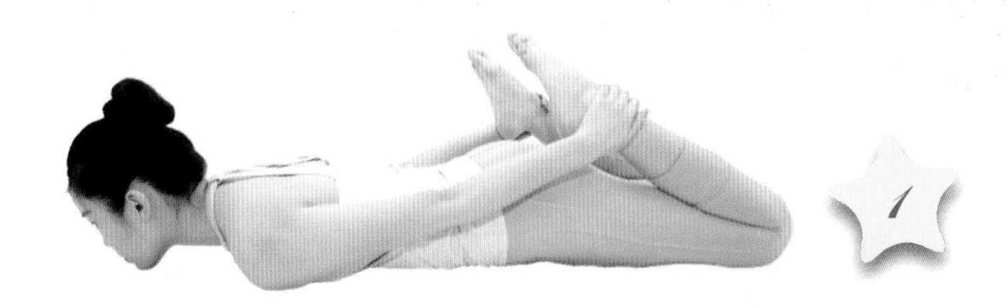

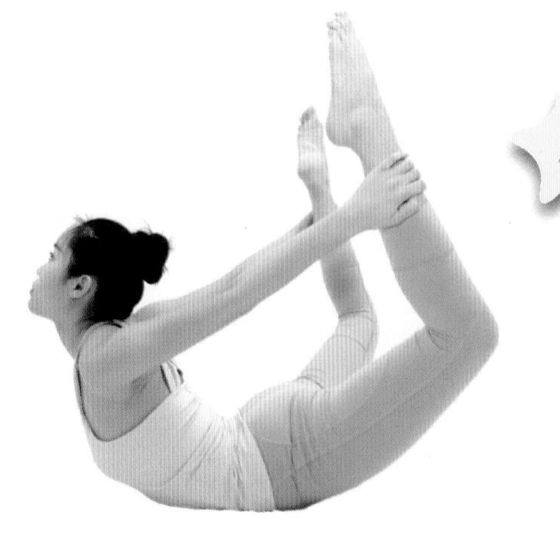

练习方法

（1）俯卧，屈膝，抬起小腿。双臂向后伸展，双手抓住双脚踝外侧。

（2）吸气，双腿向后、向上抬高，带起双膝、大腿以及胸部。抬头，眼睛尽量向上看。先将双腿伸展到最大限度，再将两腿尽量并拢。保持时，均匀地呼吸。呼气，慢慢放落身体，俯卧放松。

练习禁忌

患有高血压、心脏病、腰部疾病及腹部近期手术者不宜练习。

第七节　倒转姿势起始的瑜伽体位

犁式

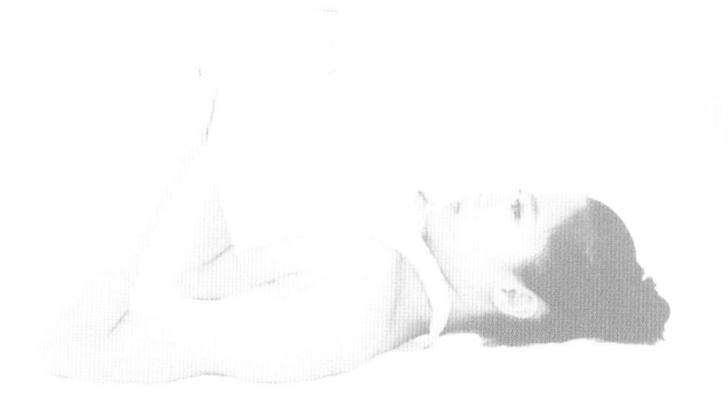

犁式

Halasana

难度系数 / 4.0

半倒立动作使大量血液流向肩、颈、头部，滋养这些部位，脏器倒置，使其得到放松。

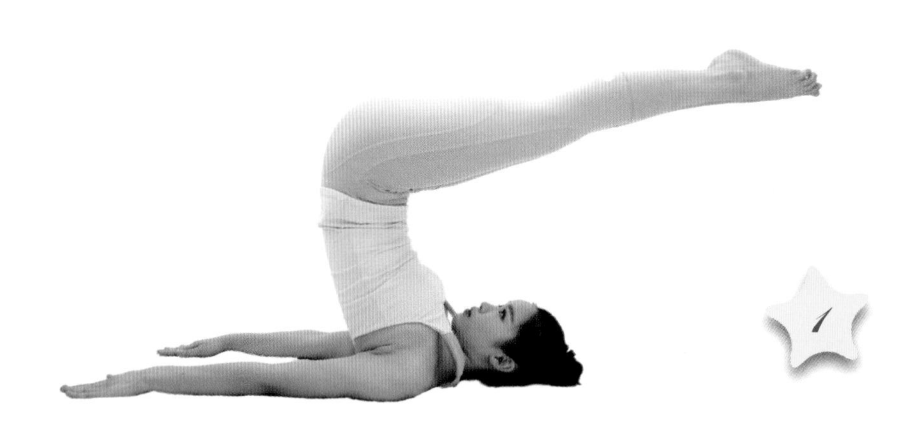

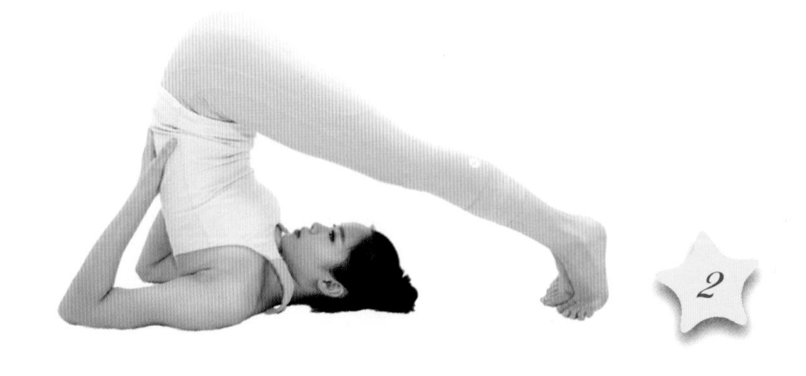

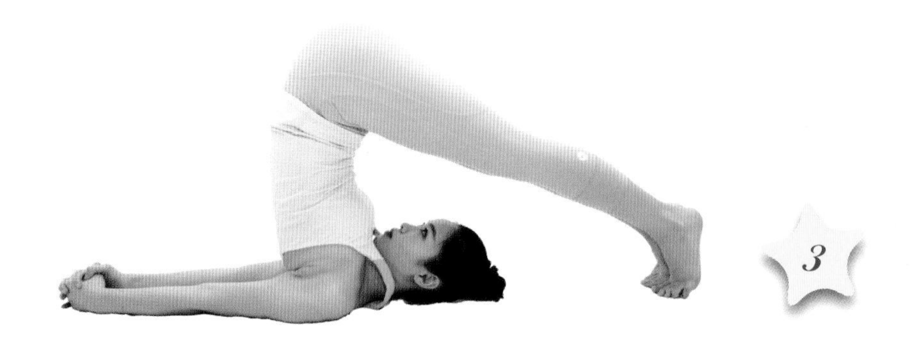

3

练习方法

（1）仰卧，手臂放在体侧，两腿并拢，吸气，两腿伸展向上抬起至平行于地面。

（2）呼气，双腿继续向上压向面部，重心上移，自然抬起臀部，借助腹部、手臂的力量，脚尖伸展向头顶上方地面，将上半身向前卷曲垂于地面，膝关节伸直，脚背贴地或脚趾踩地，保持过程中，呼吸稳定。

（3）双手十指相扣，伸展在地面上。还原时，手掌托住腰部后侧，脚前掌踩地，呼气，依次放落双肩、背部、腰部、臀部，再将双腿平稳放回。

练习禁忌

颈椎、腰椎有疾病者及高血压、心脏病患者不宜练习。

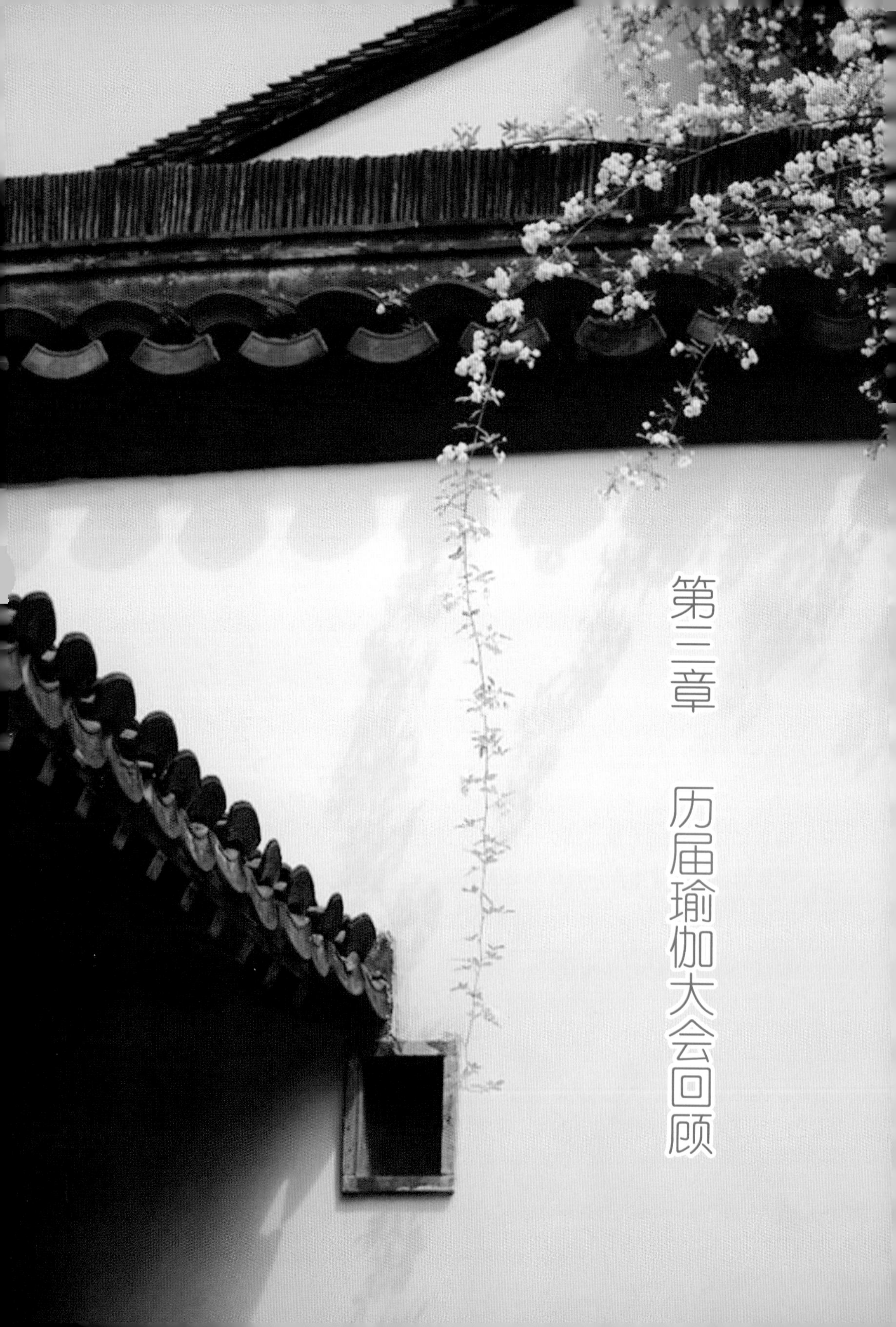

第三章　历届瑜伽大会回顾

中国瑜伽体位大赛的缘起

世界上许多运动项目在开始阶段都仅仅是为了休闲娱乐，而其发展成为全世界的运动是由于制定了相应的规则，开展了竞技性比赛。奥林匹克运动会正说明了这一点。瑜伽体位大赛也是在这样的认识下推出的。

最初，中国瑜伽体位大赛是由中国国家体育运动总局体操运动管理中心批准、中国国际健身大会主办的瑜伽行业内最高水平的瑜伽体位动作大赛。如今，已经成为中国瑜伽行业每年一度的瑜伽赛事活动。首届中国瑜伽体位大赛是2007年7月在北京成功举行的，2008年5月举办了第二届。自2009年起，瑜伽体位大赛作为中国国际瑜伽大会的一项赛事活动，由中国印度友好协会批准，已经成功举办了十一届（截至2017年）。

由于瑜伽的体系种类众多，各个体系之间的瑜伽爱好者又很少往来交流，从这一点来讲非常不利于瑜伽运动的健康发展。那么如何才能使瑜伽爱好者有机会交流学习？蝉舟感到这是在推广瑜伽文化时必须解决的事情。带有一种责任感与使命感，蝉舟到印度考察，发现在印度每年都会举办专门针对瑜伽体位动作的比赛，而且每年都有成千上万的人参加比赛或观赛助威。这是一种积极向上、有利于促进学习交流的形式，于是蝉舟特地从印度聘请了多位印度国家瑜伽体位大赛裁判专家，计划将印度的瑜伽大赛成功引入到中国，从前期准备、走访印度，到最终举办首届中国瑜伽大赛，历时将近3年。而且，为了全国性大赛的成功，蝉舟特于2006年年底进行了一次北京地区的瑜伽大赛，印度专家现场打分、指导，并培训了一批专业的瑜伽大赛工作人员。这个以蝉舟教练队伍为主的团队为中国瑜伽体位大赛的成功举办付出了辛勤的劳动，并且为大赛决赛及全国各个分赛区输送了多名专业瑜伽裁判员，为比赛的公正和顺利举办提供了可靠保证。

中国瑜伽体位大赛是由蝉舟发起的，大赛得到了众多同业机构的共同参与，十一届大赛的成功举办离不开他们的参与和支持。大赛已经在全国各省市设立了分赛区。我们深信，随着人们生活水平的提高，了解瑜伽的人在增多，会有越来越多的人加入到瑜伽练习中来，瑜伽体位大赛将会散发更耀眼的光彩。

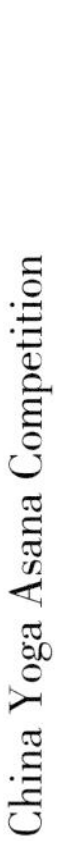

中国瑜伽历届体位大赛介绍

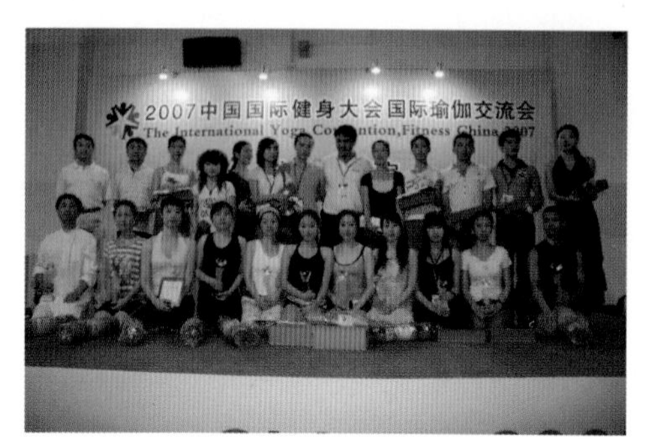

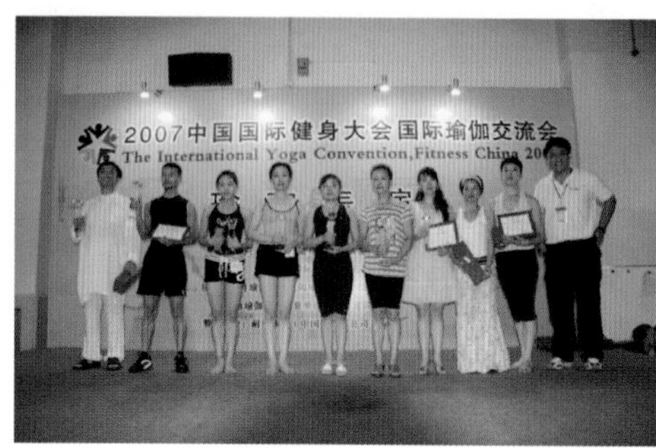

2007 年第一届国际瑜伽体位大赛业余组和专业组获奖选手合影

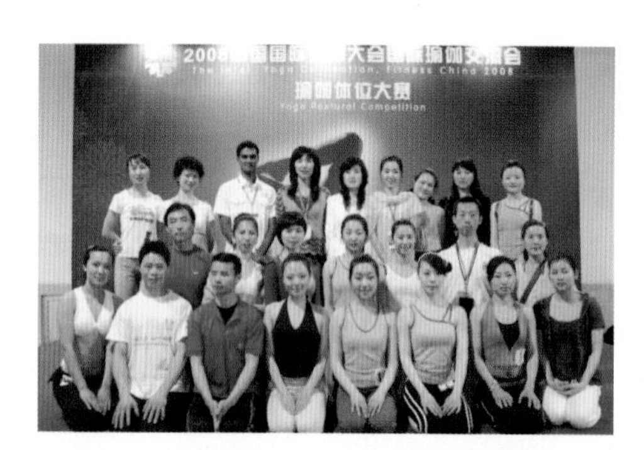

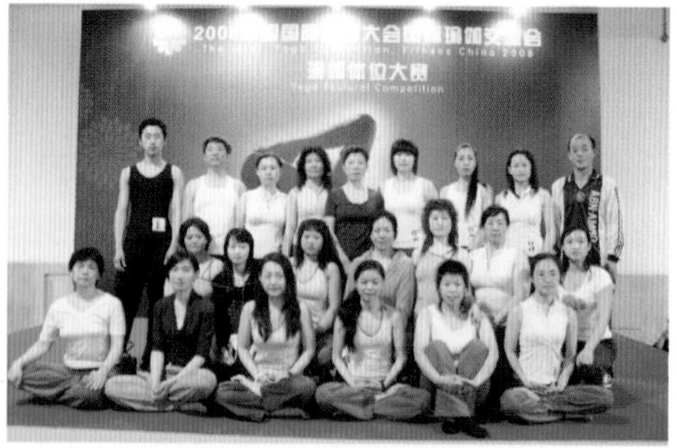

2008 年第二届国际瑜伽体位大赛专业组和业余组获奖选手及裁判合影

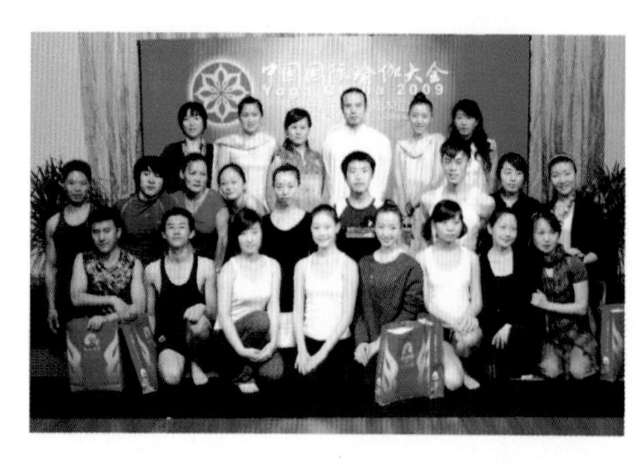

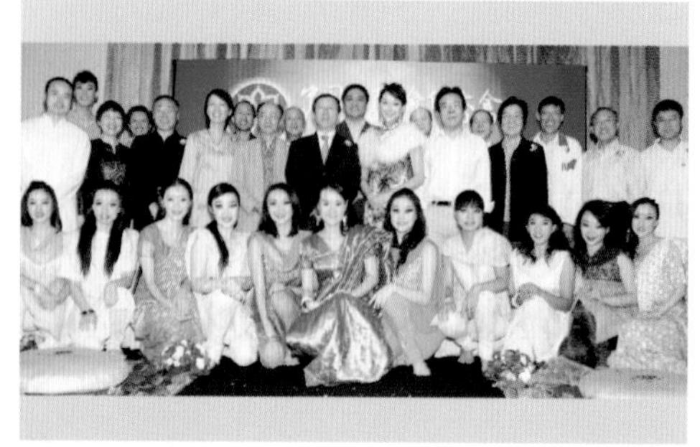

2009 年第三届瑜伽体位大赛专业组和领导及嘉宾合影

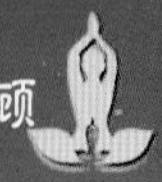

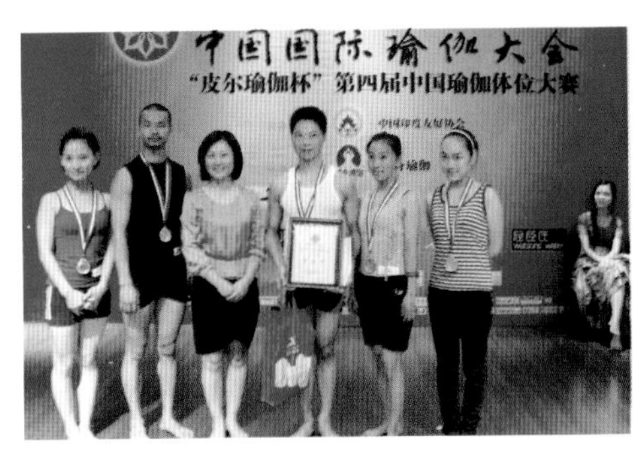

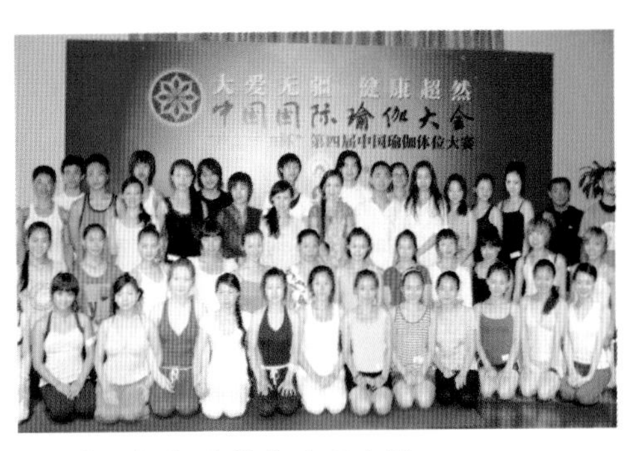

2010 年第四届瑜伽体位大赛冠军和专业组部分获奖选手合影

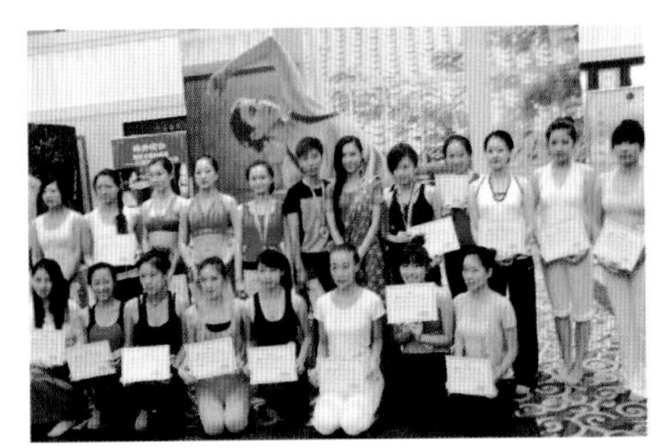

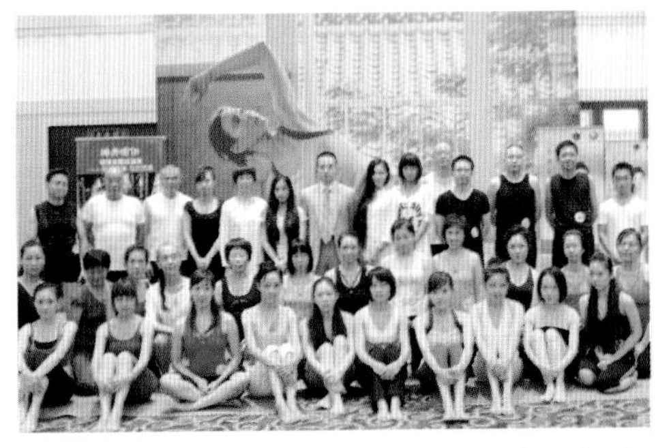

2011 年中国国际瑜伽大会 easyoga 杯第五届国际瑜伽体位大赛专业组和业余组选手合影

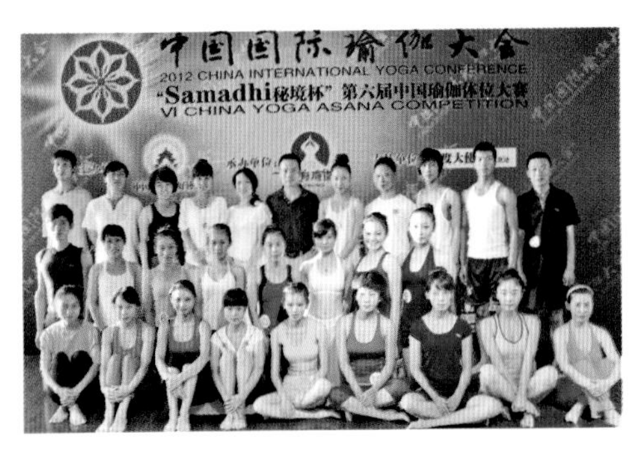

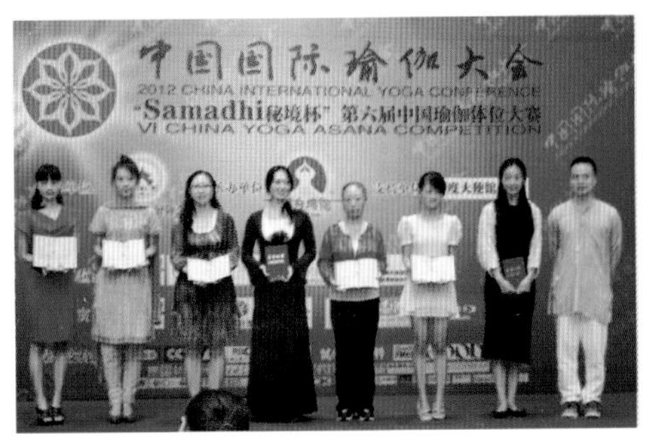

2012 年第六届体位大赛选手每个组别冠军和十佳优秀场馆颁发证书合影

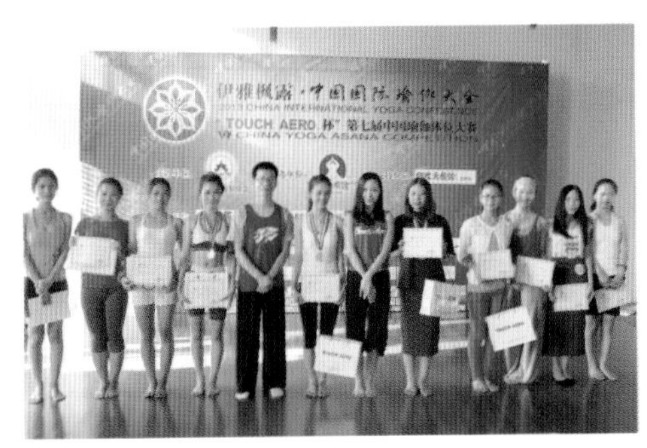

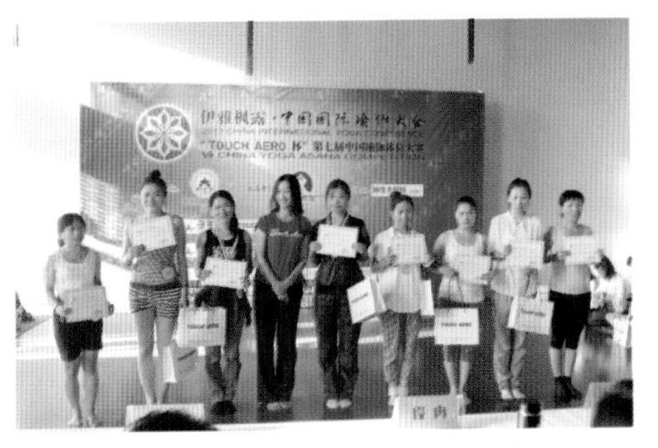

2013 年中国国际瑜伽大会 TOUCH AERO 杯第七届瑜伽体位大赛专业组和业余组选手合影

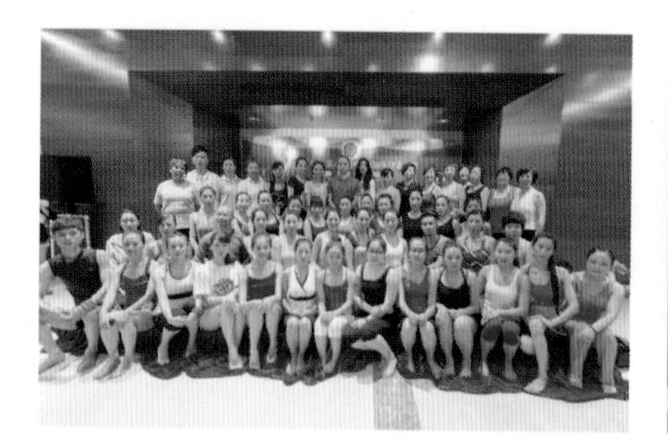

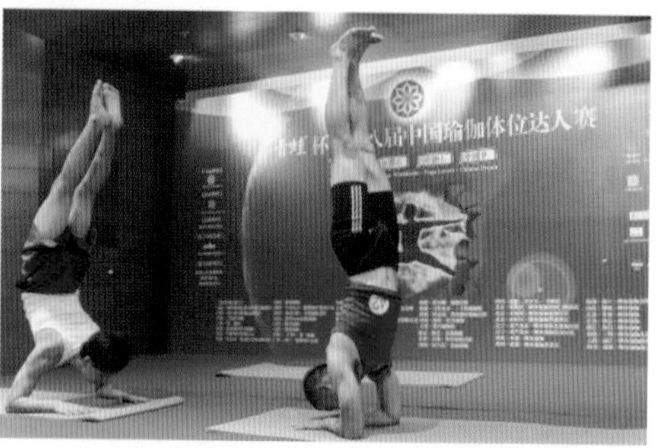

2014 年中国国际瑜伽大会暨“青蛙杯”第八届国际瑜伽体位大赛合影和选手的精彩表演

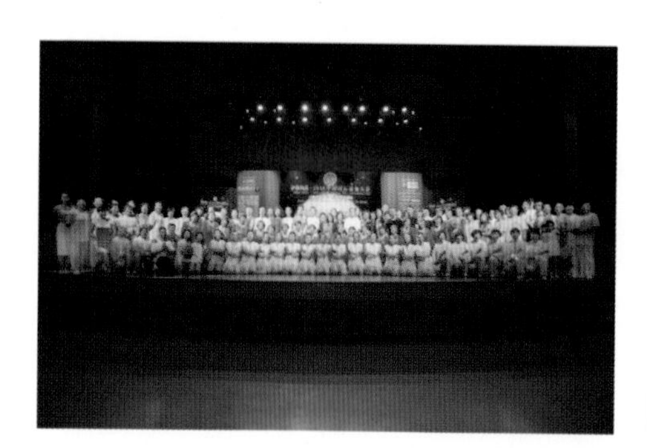

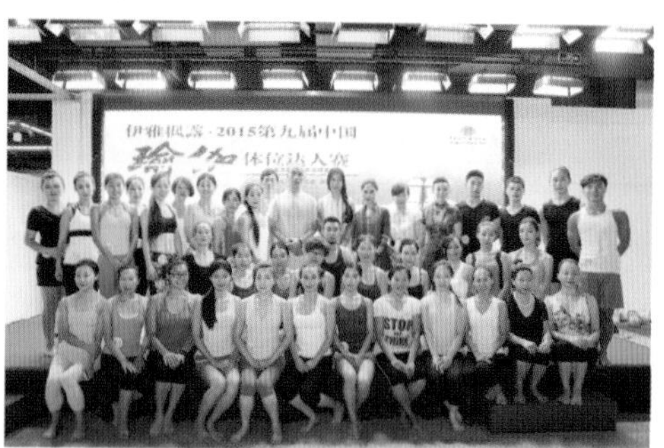

2015 年第九届国际瑜伽体位大赛合影和参赛选手与裁判员合影

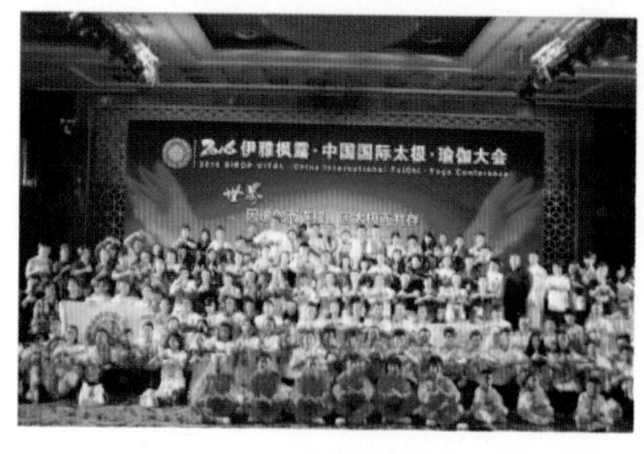

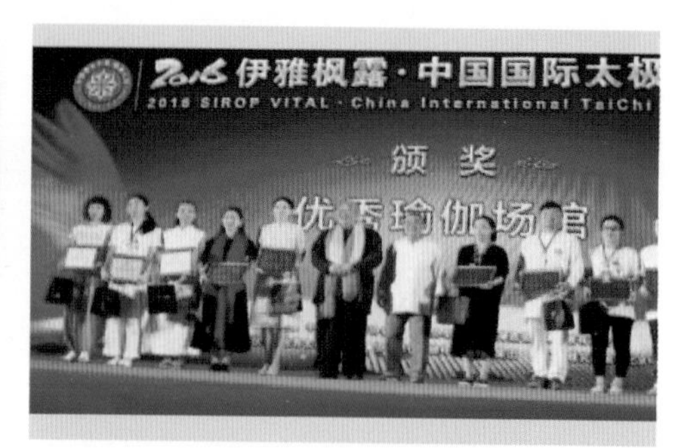

2016 年第十届中国国际瑜伽体位大赛合影和部分获奖选手及裁判员合影

2007 年首届中国瑜伽体位大赛组委会人员

特邀顾问：

中国国际健身大会组委会执行秘书长 陈柳林

北京市体育局 孙树人

印度 Gurukul Kangri Vishwavidyalaya 大学教授 印度国家体位大赛专家 Suresh Lal Barnwal

印度 Gurukul Kangri Vishwavidyalaya 大学教授 印度国家体位大赛专家 Shailendra Kumar Dubey

会　长：中国民主促进会委员 刘旸女士

总裁判长：中国印度友好协会理事 蝉舟健康教育机构校长 林晓海

大赛评委组组长：林晓海

人赛报名组组长：徐姗姗

总决赛评委组一组（专业组）：魏立民 王闳 鲁艳 陈昕伟 董梅

总决赛评委组二组（业余组）：吴艳 王闳 陈昕伟 等

大赛记分组组长：吴艳

成员：段冉 王娟 唐娜 高阳 高秋颖

大赛主持人：刘成瑶

2007 年首届中国瑜伽体位大赛——总决赛名次排行榜

全场总冠军：邓煦悦

女子专业 A 组		
名次	姓名	得分
1	邓煦悦	46.5
2	唐悦	46
3	刘丽芬	43.8

女子专业 B 组		
名次	姓名	得分
1	杨舒然	46.9
2	梁潇	46.7
3	于秀娟	46
4	刘蕊	45.6
5	毕媛媛	45.3
6	李宁	45.3

女子专业 C 组		
名次	姓名	得分
1	庄绘	45.1
2	张馨予	44.8
3	张雪梅	44.7
4	赵鑫	44.4
5	张诗青	44.1
6	黄文丽	43.6

女子专业 D 组		
名次	姓名	得分
1	温小芳	47.6
2	姚彤	44.9
3	董亚珍	44.6

女子业余 B 组		
名次	姓名	得分
1	彭燕子	46.1
2	金京京	45.6
3	陈攀	45
4	徐晶晶	44.7
5	陈萌	44.6
6	叶佳	44.2

女子业余 C 组		
名次	姓名	得分
1	陆静	45.5
2	赵亚娟	44.9
3	程春妮	44.3
4	刘朝辉	44
5	韩晓婷	43.8
6	田丰乐	43.7

女子业余 D 组		
名次	姓名	得分
1	曹欧娣	46.7
2	冯兰荣	43.9
3	兰丽	43.2
4	魏香	42.9
5	乔玉翠	42.7
6	邬丽	42.7

男子专业组		
名次	姓名	得分
1	刘开荒	48.8
2	孟旭东	46.4
3	宴子刀	46.3
4	王福平	45.6
5	金晓波	45.4
6	付占伟	44.9

男子业余组		
名次	姓名	得分
1	陈国瑞	45.9
2	李忠文	45.3
3	褚建生	45.2

2008年第二届中国瑜伽体位大赛组委会人员

特邀顾问：

中国国际健身大会组委会执行秘书长 陈柳林

北京市体育局 孙树人

印度 Gurukul Kangri Vishwavidyalaya 大学教授 印度国家体位大赛专家 Suresh Lal Barnwal

印度 Gurukul Kangri Vishwavidyalaya 大学教授 印度国家体位大赛专家 Shailendra Kumar Dubey

会 长：中国民主促进会委员、北京市职工体育协会理事 刘旸女士

总裁判长：中国印度友好协会理事 蝉舟健康教育机构校长 林晓海

大赛评委组组长：段迎春

大赛报名组组长：吴艳

成员：段冉 朱韡婷 刘成瑶 等

总决赛评委组一组（专业组）：曹鲁菁 苏丹 希瓦 李春焕 等

总决赛评委组二组（业余组）：段冉 吴艳 朱韡婷 魏立民 等

大赛记分组 组长：徐姗姗

大赛主持人：刘成瑶

2008年第二届中国瑜伽体位大赛——总决赛名次排行榜

全场总冠军：徐月姣

女子专业A组		
名次	姓名	得分
1	徐月姣	142.3
2	敢丽云	135.6

女子专业B组		
名次	姓名	得分
1	杨舒然	137.4
2	陈晨	132.4
3	刘艳	130.2

女子专业C组		
名次	姓名	得分
1	陈小茹	45.1
2	姚彤	44.8
3	马雁	44.7

女子专业D组		
名次	姓名	得分
1	温小芳	47.6
2	姚彤	44.9
3	董亚珍	44.6

女子业余B组		
名次	姓名	得分
1	肖洋	136.7
2	陈翾	135.2
3	许丽红	132.4

女子业余C组		
名次	姓名	得分
1	张杨	130.8
2	国正丽	130.8
3	朱眼春	128.1

女子业余D组		
名次	姓名	得分
1	綦开琴	135.7
2	孙佩莎	133.1
3	刘丽华	127.3

女子业余E组		
名次	姓名	得分
1	艾玉珍	133.9
2	何存珍	126.1
3	徐莎莎	114.6

男子专业组		
名次	姓名	得分
1	邵越	137.9
2	李宝生	133.8
3	陈国瑞	132.7

男子业余组		
名次	姓名	得分
1	刘开荒	140.3
2	戴月志	138.1
3	汪新军	130.1

2009年第三届中国瑜伽体位大赛组委会人员

会　长：中国民主促进会委员 北京市职工体育协会理事 刘旸女士
副会长：中国印度友好协会理事 蝉舟健康教育机构校长 林晓海
总裁判长：蝉舟瑜伽主教练 徐姗姗
大赛评委组组长：段冉
总决赛评委组一组（专业组）：曹鲁菁 段冉 魏立民 李萌 吴艳 等
总决赛评委组二组（业余组）：段冉 吴艳 王蕊 陈玥文 等
大赛记分组组长：王娟
大赛记分组成员：罗研 高阳 张园 等
大赛主持人：唐丽丽

2009年第三届中国瑜伽体位大赛——总决赛名次排行榜
全场总冠军：刘楠

女子专业组		
冠军	亚军	季军
刘楠	刘雅琪	郑璐

女子业余B组		
冠军	亚军	季军
冉玥	黄子伦	赵春雨

女子业余C组		
冠军	亚军	季军
陈芙蓉	翁常华	赵杰

女子业余D组		
冠军	亚军	季军
李晓屏	无	无

男子专业组		
冠军	亚军	季军
王恩威	汪新军	张文轩

男子业余组		
冠军	亚军	季军
王志刚	陈国瑞	史幸美

2010年第四届中国瑜伽体位大赛组委会人员

会　长：中国民主促进会委员、北京市职工体育协会理事 刘旸女士

总裁判长：中国印度友好协会理事　蝉舟健康教育机构校长 林晓海

大赛评委组组长：段冉

执行秘书长：徐姗姗

2010年第四届中国瑜伽体位大赛——总决赛名次排行榜

全场总冠军：汪新军

女子专业A组	
名次	姓名
1	向丽名
2	郑玉翠
3	吕珊珊

女子专业B组	
名次	姓名
1	王珏
2	胡慧
3	王营
4	郑嘉洁
5	郑璐
6	张丽丽

女子专业C组	
名次	姓名
1	邢奇伟
2	黄艳
3	庞艳红

女子业余B组	
名次	姓名
1	李霞
2	彭漫
3	富雯雯
4	张冉冉
5	吴楠楠
6	孙红霞

女子业余C组	
名次	姓名
1	赵明侠
2	郑崇军
3	邢淑燕

女子业余D组	
名次	姓名
1	周虹
2	金玉华
3	金慧林

男子专业B组	
名次	姓名
1	刘开荒
2	李文龙
3	王伟

男子专业C组	
名次	姓名
1	汪新军
2	裘炳森
3	刘金峰

男子业余B组	
名次	姓名
1	王进文
2	索飞
3	沈杰

男子业余D组	
名次	姓名
1	郭子福
2	孙宝亭
3	龙际鸿

2011 年第五届中国瑜伽体位大赛组委会人员

会　长：中国民主促进会委员 北京市职工体育协会理事 刘旸女士
总裁判长：中国印度友好协会理事 蝉舟健康教育机构校长 林晓海
秘书长：蝉舟瑜伽主教练 徐嘉艺
大赛评委组组长：段冉
大赛评委组一组（专业组）：段冉 吴清柱 曹鲁菁 王蕊 刘泓汛 等
大赛评委组二组（业余组）：高阳 林辉 王蕊 段冉 吴艳 等
大赛主持人：徐姗姗

2011 年第五届中国瑜伽体位大赛——总决赛名次排行榜
全场总冠军：李霞

女子专业 B 组	
名次	姓名
1	李霞
2	郑嘉洁
3	陈令欣

女子专业 C 组	
名次	姓名
1	张艳
2	邱育欣
3	赵颖

女子专业 D 组	
名次	姓名
1	国煜
2	吴惠珊
3	郑崇军

女子业余 B 组	
名次	姓名
1	王楚涵
2	冉玥
3	代子玉

女子业余 C 组	
名次	姓名
1	赵明侠
2	张玉芝
3	林雪丽

女子业余 E 组	
名次	姓名
1	金玉华
2	韩亚文
3	秦玉香

男子专业 B 组	
名次	姓名
1	王瑞才
2	李文龙
3	丁志远

男子业余 D 组	
名次	姓名
1	张良才
2	李从华

2012年第六届中国瑜伽体位大赛组委会人员

会　长：中国民主促进会委员　北京市职工体育协会理事　刘旸女士
总裁判长：中国印度友好协会理事　蝉舟健康教育机构校长　林晓海
秘书长：蝉舟瑜伽主教练　徐姗姗
大赛评委组组长：段冉

2012年第六届中国瑜伽体位大赛——总决赛名次排行榜
全场总冠军：王瑞才

女子专业A组	
名次	姓名
1	王紫菲
2	梁娜

女子专业B组	
名次	姓名
1	张丽
2	邢奇伟
3	范婷婷

女子业余B组	
名次	姓名
1	张秀丽
2	李红英
3	夏丽丽

女子业余C组	
名次	姓名
1	李珊
2	金芳
3	韩亚文

男子专业组	
名次	姓名
1	王瑞才
2	王超
3	李杰

男子业余组	
名次	姓名
1	赵军

2013 年第七届中国瑜伽体位大赛组委会人员

会　长：中国民主促进会委员 北京市职工体育协会理事 刘旸女士
总裁判长：中国印度友好协会理事 蝉舟健康教育机构校长 林晓海
大赛评委组组长：段冉
大赛评委组一组（专业组）：辛格 荷马士（Hemanth）张菁 曹鲁菁 王静宜
大赛评委组二组（业余组）：陈晰伟 周晔 段冉 王蕊 刘素华

2013 年第七届中国瑜伽体位大赛——总决赛名次排行榜
全场总冠军：常琳

女子专业 B 组	
名次	姓名
1	常琳
2	白雪
3	辛悦

女子专业 C 组	
名次	姓名
1	柴淑芳
2	蔡霞
3	韩亚文

女子业余 B 组	
名次	姓名
1	刘亚梅
2	刘艾冬
3	王瑾瑾

女子业余 C 组	
名次	姓名
1	白子义
2	刘红芳
3	刘紫涵

男子专业组	
名次	姓名
1	王超
2	刘鹏飞
3	宋年强

男子业余组	
名次	姓名
1	肖羽
2	季洋
3	孙宝亭

2014年第八届中国瑜伽体位大赛组委会人员

会　长：中国民主促进会委员 北京市职工体育协会理事 刘旸女士
总裁判长：中国印度友好协会理事　蝉舟健康教育机构校长 林晓海
秘书长：徐嘉艺
大赛评委组组长：段冉
大赛评委组一组（专业组）：段冉　陈晰伟 李萌 于巴锁 刘敏 宋一冉 常琳
大赛评委组二组（业余组）：李春姬 刘素华 韩亚文 李滨江　王兰 林辉 王超

2014年第八届中国瑜伽体位大赛——总决赛名次排行榜
全场总冠军：苏嘉琪

甲级女子A组	
名次	姓名
1	苏嘉琪
2	陈思瑶
3	谭梦雨

甲级女子B组	
名次	姓名
1	陈斯
2	蒋梦霞
3	于静

甲级女子C组	
名次	姓名
1	尚鹏飞
2	孙璐
3	李燕

甲级女子D组	
名次	姓名
1	柴淑芳
2	李艳
3	闫静

甲级女子E组	
名次	姓名
1	要慧金
2	李志坤
3	李立君

乙级女子B组	
名次	姓名
1	许可
2	韩依霖
3	徐悦

乙级女子C组	
名次	姓名
1	廖爱珍
2	周颖
3	郭茜

乙级女子E组	
名次	姓名
1	厚风龙
2	杜洁
3	满开莉

甲级男子组	
名次	姓名
1	刘开荒
2	郭子
3	王超
最佳身材奖	郭子
最佳上镜奖	苏嘉琪
最佳风采奖	满开莉
最佳表演奖	许可

2015 年第九届中国瑜伽体位大赛组委会人员

会　长：中国民主促进会委员 北京市职工体育协会理事 刘旸女士

总裁判长：中国印度友好协会理事　蝉舟健康教育机构校长 林晓海

大赛裁判长：段冉

执行秘书长：徐嘉艺

2015 年第九届中国瑜伽体位大赛——总决赛名次排行榜

全场总冠军：佟菲

甲级女子 B 组	
名次	姓名
1	佟菲
2	李真真
3	黄至柔
4	刘曦子
5	于珊珊
6	董佳怡

甲级女子 C 组	
名次	姓名
1	尚鹏飞
2	范波
3	宋莎娜
4	王雪英
5	兰淑辉
6	庞艳红

乙级女子 B 组	
名次	姓名
1	王茹楠
2	高一维
3	张妍
4	郑雅文
5	程芳
6	李曼妮

乙级女子 C 组	
名次	姓名
1	唐冉
2	刘林
3	邓纪英
4	杨金铃
5	贾睿云
6	齐爽

乙级女子 D 组	
名次	姓名
1	张敬梅
2	王梓凡
3	袁林洁
4	李秀云
5	王锦艳
6	李淑玲

乙级女子 E 组	
名次	姓名
1	刘来凤
2	李云彩
3	张福俊
4	李凤琴
5	杨秋凤
6	王勤

甲级男子组	
名次	姓名
1	吴光森
2	郭子
3	刘豹
4	张勇
5	江定权
6	王兴梁

乙级男子组	
名次	姓名
1	王鸿山
2	段文军
3	应再义
4	付子豪
5	张超智
6	谢宝良

2016年第十届中国瑜伽体位大赛组委会人员

会　长：中国民主促进会委员 北京市职工体育协会理事 刘旸女士
总裁判长：中国印度友好协会理事　蝉舟健康教育机构校长 林晓海
大赛评委组　组长：徐嘉艺
总决赛评委组一组（专业组）：常琳 何旭 丛忠文 王超 杨洋
总决赛评委组二组（业余组）：梁娜 何旭 丛忠文 张静

2016年第十届中国瑜伽体位大赛——总决赛名次排行榜

全场总冠军：周杨

甲级女子B组	
名次	姓名
1	周杨
2	黄秀娟
3	向黎

甲级女子D组	
名次	姓名
1	杨莲新

乙级女子B组	
名次	姓名
1	姜宛妤
2	杨雪
3	李阳

乙级女子C组	
名次	姓名
1	刘林
2	王娟
3	刘静

乙级女子D组	
名次	姓名
1	刘果香
2	马立红
3	芦琴

乙级女子E组	
名次	姓名
1	范荣清
2	孙红艳
3	李云彩

甲级男子B组	
名次	姓名
1	韩强

甲级男子C组	
名次	姓名
1	李杰

乙级男子D组	
名次	姓名
1	张立彬
2	金向奎
3	应在义

第四章 历届瑜伽冠军介绍

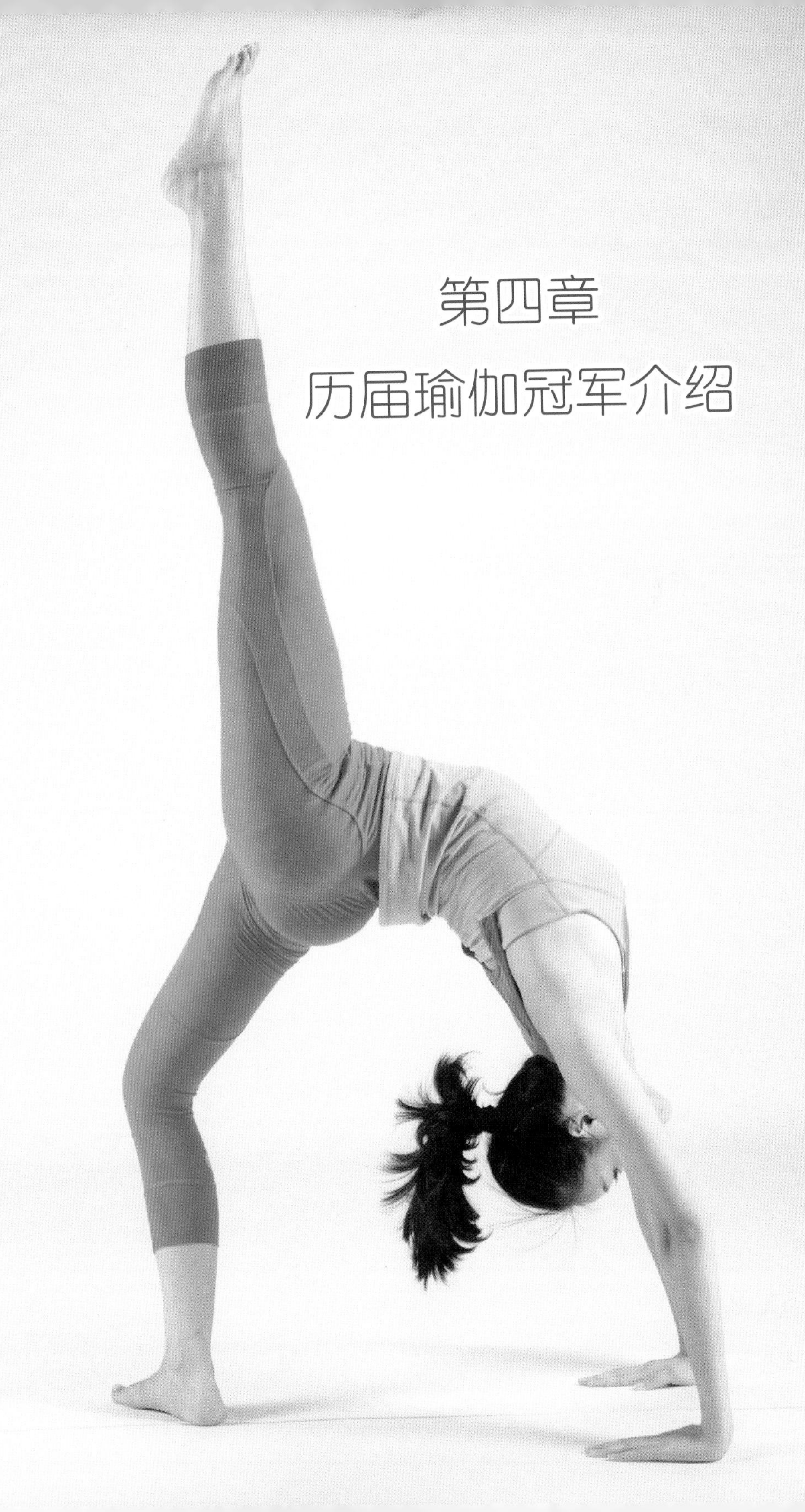

常琳

出生年月：1985 年 5 月

夺冠时间：2013 年

目前从事行业／职业：瑜伽教练

个人经历介绍：

常琳曾任中国人民解放军总装备部文艺团舞蹈演员，2008 年就读于国际天悦瑜伽学院，现为专业瑜伽导师。师从 Benjamin、Jois 大师深造 ANUSARA 体系，追随 LOIS 老师深造流瑜伽，获得国际瑜伽联盟教师证书、空中瑜伽专业导师和瑜伽净食培训师资格等。曾荣获李宁杯青鸟魅力伽人瑜伽大赛 30 强、2013 年第七届全国瑜伽体位大赛全国总冠军并赴印度游学。现为腾讯科技等多家企业、机关、事业单位做专业培训，并出任多家瑜伽会所的明星教练。

瑜伽感言：

作为一位瑜伽人，我一直走在不断凝练与提升的道路上。在一呼一吸之间，体会着身心的宁静，使整个人达到和谐、统一、相应、结合的境界。瑜伽已经成为我生命的重要组成部分，它让我对生命充满敬仰，使心灵得到净化。我的瑜伽生活平静自逸，有追求却不强求，不论是冠军还是爱好者，不管是教练还是练习者，我都会寻求一种内心与身体的统一，让瑜伽之美在我的生命中绽放。

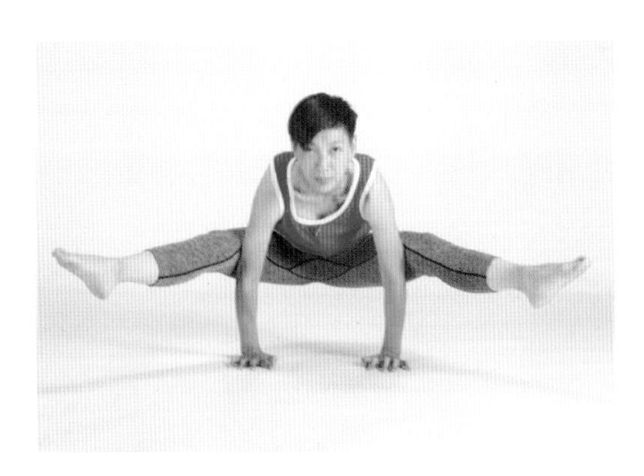

李霞

出生年月：1986 年 11 月

夺冠时间：2011 年

目前从事行业 / 职业：统计

个人经历介绍：

在从事瑜伽之前，李霞曾是一名竞技运动员，练了 7 年体操和 4 年健美操，在此期间先后参加大型比赛，并取得优异的成绩。在 2010 年 4 月参加了北京蝉舟瑜伽馆的培训课程，很幸运，师从国内著名瑜伽灵性导师 Ram 系统地学习了八支分法瑜伽，获得了国内初、中、高级教师证书，毕业后留馆任教；同时在 2010 年参加了第四届全国体位法大赛，获得了业余女子 B 组第一名；2011 年参加了第五届中国瑜伽体位法大赛，夺得冠军；之后随蝉舟瑜伽馆远赴印度瑜伽之都瑞师凯诗、菩提伽耶等圣地，感受印度古老瑜伽历史的文化气息，随后在瑜伽的道路上继续习练。

瑜伽感言：

瑜伽不只是简单的肢体运动，而是贯穿于整个生命，就像“呼吸”，是每时每刻有生命力的实践。我习练瑜伽虽只有 5 年，可它已融入到我的生活中。瑜伽体式与调息密不可分，让我们更清晰地认识身体，通过我们的“身”了解我们的“心”；体式的习练是对身体的感知和控制，那是一种体悟：是正位、是臣服、是安稳；调息是把心与感官从外界收回的开端，是身与心的融合；心随呼吸而动 ，以呼吸指引心念。瑜伽更是一门生活哲学，让我常怀感恩和敬畏之心。

我愿在今后的瑜伽之路上不急不躁地继续前行，只问耕耘，不问未来；我要感谢我身边的良师益友，一直以来给予我的帮助和指导。瑜伽即生活。

王超

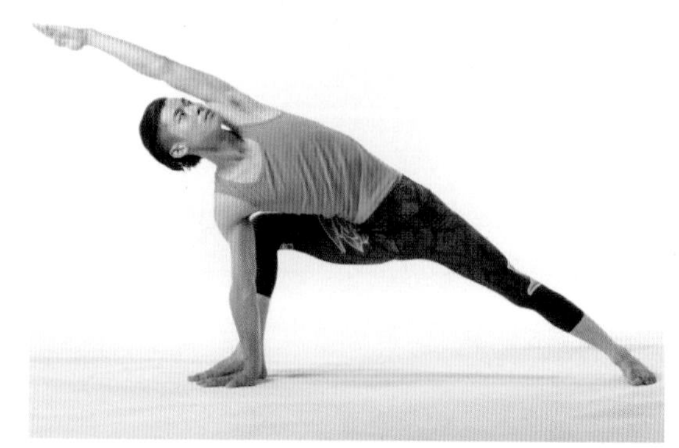

出生年月：1989 年 8 月

夺冠时间：2013 年

目前从事行业 / 职业：瑜伽教练

个人经历介绍：

王超，高级瑜伽导师，中国瑜伽净食辅师，中国国际瑜伽北京副秘书长。练习瑜伽十余年，曾获 2013 年第七届中国国际瑜伽大赛全国男子组总冠军，主修八支分法瑜伽，主教王瑜伽、流瑜伽、教练培训以及私教课程、企业课程等。2006 年与瑜伽结缘，刻苦专研，每天修习瑜伽，2010 教授瑜伽课程，多次拜师学艺，2012 年于山上闭关修炼净食十余天，之后参加各种大师课程，根据多年的探索实践有着一套自己研发的瑜伽体系。

瑜伽感言：

瑜伽练的不只是体式与呼吸，更重要的是意识和意念。真正了解瑜伽的人会把瑜伽融入到生活，会永远坚持下去，如果只纠结在体位上那一定坚持不了多久。瑜伽就是生活，教会人们如何看待人生，如何看待自我。真正的瑜伽只修我心！

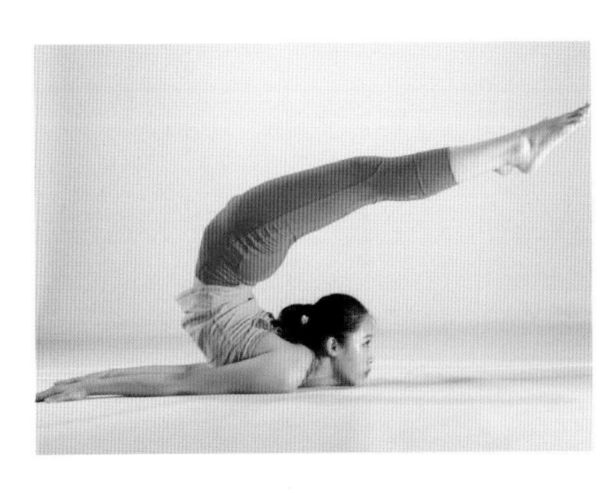

苏嘉琪

出生年月：1994 年 10 月

夺冠时间：2014 年

目前从事行业 / 职业：学生

个人经历介绍：

苏嘉琪，毕业于北京体育大学体育艺术系，2015 年考取本校硕士研究生。中印瑜伽协会国际双认证瑜伽教师，2014 年中国国际瑜伽体位达人赛全国总冠军，中国国际瑜伽达人赛网评亚军，中国国际瑜伽大赛执行秘书长；参与北京体育大学瑜伽课程教学，熟识专业的运动解剖、运动生理、运动训练学等内容。2012 年师从国内著名瑜伽灵性导师林晓海，开启了禅瑜伽的修习之路。期间对于瑜伽有了诸多的感悟，并将中国传统的导引养生功法与瑜伽相结合，练习时以气息带动能量，通过配合呼吸与观想，更好地为身体构筑一个气正方流的空间，从而达到身心灵一体的交感相应。

瑜伽感言：

瑜伽像一颗种子从生根发芽至最终绽放，大美而不言。最初的练习就像种子深埋在土中，但经过外界的滋润和自我知识的补给，总有一天会生根发芽，找到一处适合自己生长的空间和接受阳光雨露的角度。在经历多种流派和老师的选择后，其实保持一种可以延续、让自己很舒服的节奏仍然是瑜伽练习的关键。最终将得以舒展身心，如花般绽放。正如一位老师所说：瑜伽不是为了打结，是为了展开。

所以，佛说，生命在呼吸间。阴阳相依的一呼一吸是最好的老师，阐述了无常。

瑜伽必将是我生命中的一朵花，一朵佛性与心性具足的花。

尚鹏飞

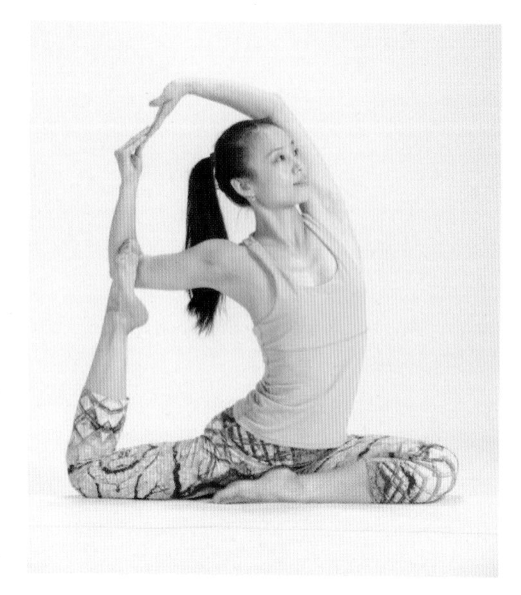

出生年月：1983年5月

夺冠时间：2014年

目前从事行业/职业：瑜伽教练

个人经历介绍：

2014年获全国十佳优秀导师称号，全国第八届中国网络国际瑜伽大会之体位达人赛评选中获荣誉奖，中国国际瑜伽达人赛中获A组第二名、甲组第一名。2015年参加出版72式体位书籍拍摄并授权为健身72式培训认证授课导师。2015年至今授任中国国际瑜伽大会河北区副秘书长、瑜伽之爱河北群副班长。从事教育职业13年，授课风格严谨而轻松，有耐力且亲和力强，针对不同会员的特点所需调整课程重点，注重呼吸与体位的完美结合，让会员们更好地享受瑜伽，放松心情，健康生活，达到习瑜伽的最佳效果。

主修王瑜伽，现任河北承德区一冉瑜伽主教练、教培老师，2006年赴印度学习深造，参加了首届国人赴印交流学习的活动。

瑜伽感言：

人，要有梦想，才能有前进的动力，如果没有梦想，那么人生就没有方向。梦想，是人生前行的指路灯，是对美好未来的憧憬。一辈子，总要为自己的梦想拼搏一次，瑜伽就是我人生前进的方向。瑜伽教会我用平稳的心态面对世间万物，感知事物之间的情感。练习瑜伽，感知它的魅力！

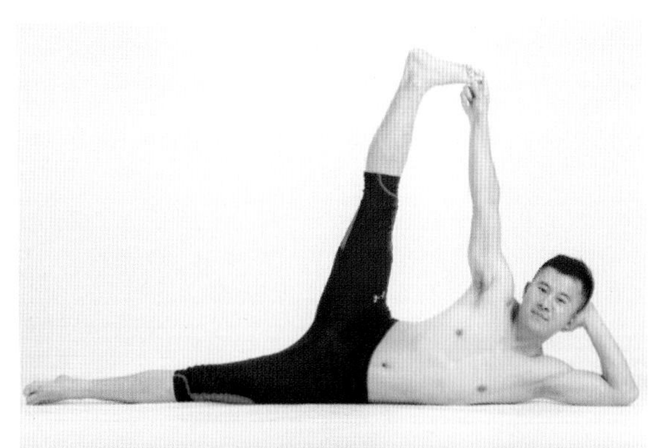

王恩威

出生年月：1981 年 1 月

夺冠时间：2010 年

目前从事行业 / 职业：瑜伽教练

个人经历介绍：

2006 年毕业于沈阳体育学院社会体育系；2005 年在沈阳天竺瑜伽开始学习哈他瑜伽，获得高级哈他瑜伽导师证书；2007 年专程到瑜伽发源地印度学习瑜伽，获得国际瑜伽教练资格证书；2009 年参加全国李宁青鸟瑜伽交流会，获得全场十佳优秀教练证书；2010 年参加蝉舟全国第三届瑜伽体位大赛，获得男子组冠军、全场亚军；2015 年在北京南吾接受空中瑜伽培训，获得空中瑜伽教练资格证书。因 2010 年参加蝉舟瑜伽举办的“第三届全国瑜伽体位大赛”获得男子组冠军、全场亚军，当场被封为“瑜伽王子”的称号，后来得名“王子”。

瑜伽感言：

我较注重从内到外的潜心修习，在练习过程中始终让呼吸引领体式、意识（专注度）三位一体的练习，既培养了内在的专注与平静，又引导了内在能量的循环与平衡流动，从而让身体在流动中安全、稳定，避免运动伤害。体式的流动既有外露的优雅、柔润的艺术美感，又有内在的宁静、坚韧的力量。柔刚并济，身、心、灵三位一体的和谐流动，从真正意义上契合了瑜伽体式练习的精髓——行动的冥想。

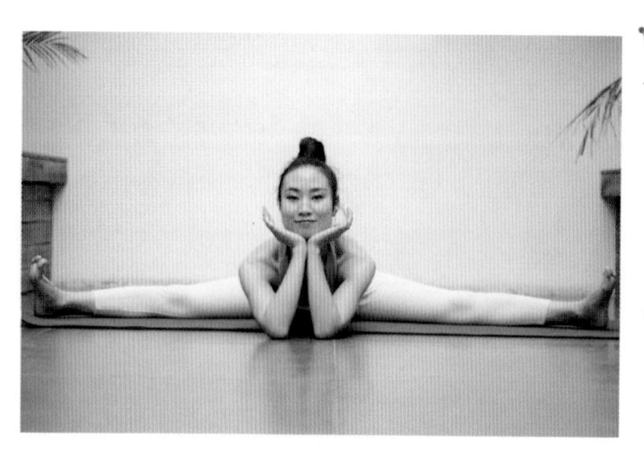

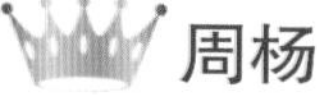

周杨

出生年月：1989 年 5 月

夺冠时间：2016 年

目前从事行业 / 职业：瑜伽教练

个人经历介绍：

毕业于中央广播电视大学工商管理系，北京天悦瑜伽学院导师培训学院优秀毕业生 ，中国国际瑜伽大会培训认证专业净食，中国国际瑜伽大会培训认证健身瑜伽 72 式，中国国际瑜伽大会培训认证专业经络轮棒。2016 年参加中国国际瑜伽体位达人大赛，获得全国总冠军。聘任为 2015 年中国国际太极 · 瑜伽大会北京分会通州区秘书长 ，聘任为 2016 年中国国际太极 · 瑜伽大会北京分会通州区秘书长、北京市潇云文化艺术文化有限公司幼儿园老师瑜伽课程培训导师。2016 年为弘扬东方优秀文化，参与世界太极拳网和中国国际太极 · 瑜伽大会宣传拍摄。2016 年参加“知了瑜伽”视频拍摄，任北京宝力豪健身 IFC 店和中粮店操课主管，参加了中国国际太极瑜伽大会 2016 年“6.21”国际瑜伽日司马台长城演出和中国国际太极瑜伽大会 2016 年度大会开幕式表演。拥有 7000 小时以上的专业瑜伽授课和教学经验。

瑜伽感言：

瑜伽通常被认为是一项可以体验到幸福和宁静的运动。瑜伽练的不是花架子，而是一颗安静平和的心。练习瑜伽 9 年的时间里，我的生活态度发生了转变，从只关注自己到开始关注每个学员的状态，让我深刻地领会到瑜伽的魅力所在。习练瑜伽给人以健康的回报，这种回报是呈正比的，是不吝啬的，需要持之以恒。作为瑜伽教练的我，希望能帮助身边的人一起做到努力调整好劳与逸的关系，量力而行、合理安排、轻松工作，使生活美满快乐，身、心、灵结合地享受瑜伽。由衷地感谢“瑜伽”改变了我的生活！

图书在版编目(CIP)数据

禅瑜伽健身72式：瑜伽体位大全：初级 / 林晓海主编.
-北京：人民体育出版社，2017（2017.12.重印）
ISBN 978-7-5009-5155-1

Ⅰ.①禅…　Ⅱ.①林…　Ⅲ.①瑜伽-基本知识
Ⅳ.①R161.1

中国版本图书馆CIP数据核字（2017）第096650号

*
人民体育出版社出版发行
三河兴达印务有限公司印刷
新　华　书　店　经　销
*
787×960　16开本　13印张　219千字
2017年7月第1版　2017年12月第2次印刷
印数：3,001—5,000册
*
ISBN 978-7-5009-5155-1
定价：65.00元

社址：北京市东城区体育馆路8号（天坛公园东门）
电话：67151482（发行部）　　邮编：100061
传真：67151483　　邮购：67118491
网址：www.sportspublish.cn
（购买本社图书，如遇有缺损页可与邮购部联系）